絶対失敗しない！

臨床研究
実践ナビ

臨床研究法時代のトラブル防止法を教えます

著 **菅原岳史**

千葉大学医学部附属病院准教授

メディカル・サイエンス・インターナショナル

Clinical Research Navigation:
Handbook for Clinicians Who Do Not Fail
First Edition
by Takeshi Sugawara

ISBN 978-4-8157-0195-6

Printed and Bound in Japan

はじめに

　以前の私は，本書で記載した多くを知りませんでした。同じような臨床医の方は多いと思うので，知って貰いたいという思いで執筆しました。

　長年，大学病院の臨床医として手術や当直をしてきました。関連病院への出向時には，全科当直もしました。基礎研究で2年間アメリカに留学し，帰国後から治験や臨床研究にも結構携わってきました。その後，厚生労働省所管である医薬品医療機器総合機構 PMDA に2年半勤務しました。大学復帰後は PMDA で得たスキルを活かせると，ARO と呼ばれる研究支援部署の業務を5年半経験しました。この PMDA と ARO の双方で経験したことを，以前の私は，ほとんど何も知らなかったのです。

　臨床研究法に対応するには必須な知識であるにもかかわらず，私が知らなかった多くを，大勢の臨床医も知らないと感じることが多いです。研究者になる大半は臨床医ですが，医学部のカリキュラムになかったためか，医師になってからも，医局の上司や先輩から教わる機会がありません。PMDA や ARO のスタッフ，製薬企業の方は知っている知識も多いのですが，臨床医に対しては，臨床医からのメッセージのほうが届きやすいと思っていました。PMDA や ARO の声を，臨床医に届けることができればと思っていました。

　知らなかった知識の例を示すと，「プロトコルに書いてないことはしてはいけない」ということ，反対に，「プロトコルに書いていることはしなくてはならない」ということです。プロトコルにないことを「したり」，プロトコルにあることを「しない」と，プロトコル違反では逸脱扱いとなり，データとしては使用できないことになります。

　以前の私は企業治験で CRF を使用したことはあっても，CRF を作成したことはなく，CRF がないとモニタリングができないこと，モニタリングができないと監査できないこと，そして，モニタリングやデータマネジメントそのものをイメージできませんでした。さらに研究が終了していないと論文投稿や学会発表できないこと，その研究終了には必要な手順があり勝手に終了できない

こと，臨床上と研究上の同意が異なること，倫理委員会後ろ盾の拡大解釈とそれを使い回す悪しき習慣があること，臨床研究に対する規定やSOPがあることを知りませんでした。

私が知らなかった，臨床医の大勢が知らないであろうそれは，臨床研究作業工程における掟の数々です。身近に臨床研究テキストが多数ありますが，「これしちゃダメ」，「こうしなきゃダメ」の事例を解説しているテキストがあったらいいなと思っていました。

掟ばかりのルールブックでは工程がイメージできず，もう一冊ないとマニュアルとしては不完全です。プロトコルを作成するポイント，例えば，「選択・除外基準によって絞られる対象集団のベースラインによって，結果は異なることが少なくない」というようなPMDA業務の「いろは」を解説していれば，書籍として有益です。

研究工程としてまず，計画段階では，臨床研究に関する情報整理の方法として，研究登録サイトを利用して類似の研究を検索することが有効です。組み入れ症例の逸脱時の対応やデータ化する際の症例の取り扱い検討会，多施設共同研究におけるスタートアップミーティング，研究初期のブレインストーミングなど，あらゆるコツやテクニックを教えてくれるテキストがあったらいいのにと思っていました。

そして，プロトコル，同意説明文書，CRFなどの雛形に，「記載上の注意」があったら便利なのにとも思っていました。

そういうテキストがないので，ないなら作ってみようと思いたちました。構想におよそ2年かかり，今回，PMDA仲間で冷静な許斐健二先生と櫻井淳先生が標準仕様にアレンジ，レビューしてくれ，生物統計専門家の朴慶純先生が統計的なアドバイスをくれ，真面目で厳しいMEDSi書籍編集部の綱島敦子さんの手でわかりやすい手引書が出来ました。企画段階ではMEDSiの藤川良子さん，星山大介さんにもお世話になりました。

臨床研究法時代の臨床研究に関する豊富なコツも散りばめつつ，一冊で全体が把握できるようなテキストを目指しました。本書は治験に絞っていないので，データマネジメントとモニタリングの箇所は上手く読み分け，フレキシブルに使いこなさないと，オーバークオリティになるかもしれません。治験と異なり，リソースが限られる臨床研究では，やったほうが良いことは目指すものの，や

らなくても良いことはしない工夫が必要です。本書を，先生方が研究で失敗しないための，ヒントとして使ってください。失敗しないためのヒントとは臨床でいうならば，あらかじめ術中トラブルや合併症を知っておくことと同様です。

　臨床研究の作業工程を，トリリンガル（臨床－規制当局－研究支援部門）な私から発信します。ぜひご自身のために臨床研究における護身術を身につけてください。

　2020 年 4 月

菅原 岳史

目 次

コラム

第 1 章

研究トレンドを探り，評価方法を工夫する

本章では，臨床研究スキルの向上のために，①研究のトレンド（研究の分類，論文の差別化），②評価系の検討（評価に関するガイドライン，企業治験）について解説します。

臨床研究を計画する前には，既報の論文だけではなくClinicalTrials.gov などのインターネットサイトからも情報を集め，研究領域の最新トレンドについて整理しましょう。情報を正しく解釈して，既存の研究がどのようなカテゴリーの研究なのかを理解しておくのです。改めて頭の中を整理するために，P 系研究，T 系研究など筆者ならではの切り口から，臨床研究ワールドを示します。

論文をみていく上でフェーズやベースラインに注目することがお勧めです。また評価のためのガイドラインについても解説します。

研究実践力を身に着けるには，企業治験に参加するのが早道です。企業治験に参加するメリットについても解説します。

研究のトレンド（研究の分類から論文読解まで）

🔹 研究分類を見直し，研究意義を整理する

臨床研究のカテゴリー（**図1**）

　医学分野の研究には，大きく分けて「基礎研究」と「臨床研究」があります。臨床研究の目線から言えば，基礎研究の一部は「非臨床研究」とも呼ばれます。例えば，化合物の抽出や生成，医療機器の初代（プロトタイプ）立案から，それらを使用した動物実験までが「非臨床研究」です。これに対し，人を対象とする研究は臨床研究といわれ，一般に患者が対象となります。ごく一部，健常人を対象とした臨床研究もあります。

　臨床研究のうち，診断に苦慮したり，稀な経過を辿った患者の報告が「症例報告（ケースレポート）」です。症例報告を専門医申請の際に使用することもあります。

　糖尿病患者の現状などを調査する公衆衛生的な研究が「疫学研究」，1回だけの調査が「横断研究」，2回以上の調査であれば「縦断研究」です。

　過去に振り返って調査することが「後ろ向き研究」です。「後ろ向き研究」は時系列が逆というよりも，どこから研究を開始するかという観点では，結果から原因を探る研究とも考えられます。

　一方，本書で焦点を絞る臨床研究は，主に「前向き研究」で，近未来の結果を調査するものです。例えば，来月から半年間，外来で診察する患者のうち何らかの集団に絞り込んで調査するのが「前向き研究」となります。

　前向き研究のうち，新規承認や効能・効果などの追加の承認を目指すのが治験です。治験以外の臨床研究には，臨床試験と呼ばれる「介入研究」と「観察研究」があります（**図1**）。多くの解説書で，治験がピラミッドの頂上に記載されているのは，リソース，クオリティー，エビデンスレベルともに最高位に位置するものであり，他の研究と比較し，件数が少ないからです。

　治験以外の，介入研究または観察研究は，多くの臨床医が，一度は実施する臨床研究です。本書で強調している「掟」は，治験でも介入研究でも観察研究であっても，前向き研究であれば当てはまるので，臨床医であれば，知ってい

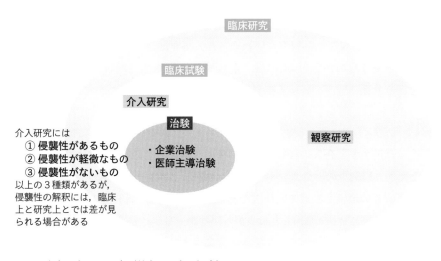

図 1　臨床研究のカテゴリ（前向き研究の場合）

て損はありません。治験を目指さなくても，目を通してください。

Ｔ系，Ｐ系という概念で「介入」と「観察」の違いを理解する

　上記の「介入研究」と「観察研究」ですが，「臨床上」の「介入」と「観察」と，「研究上」の「介入」と「観察」の解釈では，臨床医と，臨床医以外のスタッフや倫理委員会との間に，誤解が生じる場合が少なくありません。そこで誤解を減らすため，先入観を捨てるために筆者ならではの解釈を提示します。それは，アカデミアにおける世界有数の臨床研究組織として知られる米国 Duke 大学ホームページに掲載の Medical Center Library & Archives「Welcome to the Introduction to Evidence-Based Practice tutorial」（https://guides.mclibrary.duke.edu/ebmtutorial2018/question-types, 2020 年 3 月閲覧）の「Type of Question」から発想を得て，Ｐ系とＴ系を用いた次の方法で解説します。

　研究はさまざまな目的によって（疑問に答えるために）計画されます。この疑問には，大きく分けて 2 種類あり，「どうしたら？（how）」と「なぜ？（why）」です。文字だけ見ると同じ意味と思われがちですが，実は大きく異なります。「観察」と「介入」に誤解を生まないために，「違い」について解説します。

- 「どうしたら治せるか，もっとよくなるのか」（how）は，治療に関する，treatment を探る T 系研究，いわゆる介入研究に該当します。
- 「なぜそうなのか？」（why）は，進行や予後に関連した研究で，prognosis を探る P 系研究，いわゆる観察研究に該当します。

OUT コツとしては介入研究が T 系研究であり，観察研究が P 系研究という理解です。介入や観察という用語は，臨床医にとって耳慣れた概念のためか，研究上の「介入」や「観察」の解釈が素直に頭に入ってきません。臨床研究の環境活動家で臨床医である筆者としては，研究上の解釈として，むしろ T 系と P 系と理解したほうが，誤解が少ないと思います。

臨床医にとってポピュラーな臨床研究には大きく分けると，「有用性を探り，適正使用化に役立つ T 系研究」と「本態を探り，進行や予後を予測する P 系研究」です。T 系の研究からは「原因」が見つかることもあり，P 系の研究は治療のヒントにもなるので，相互に関連しています。

介入研究は T 系で How 的であり，観察研究は P 系で Why 的なことと捉えることができれば，次に大事なポイントがみえてきます。本章で一番大事な点ともいえる，1 つの研究で「T」と「P」の 2 つを同時に追及することは無茶ということです。P 系の研究でも必ずといってよいほど，T 系の手応えも出てきます。P 系の研究で，T 系の手応えを謳ってはいけないわけではないのですが，P 系の手応えと T 系の結果はまったく別もので，同じ土俵にはありません。つまり，T 系の結果（有効性）と P 系の手応えを，単純に比較するのは，厳密には正しくなく，ネジレがあるということです。

これは研究を実施する場合だけではなく，研究の発表を聞くときや，論文を読むときにも注意すべき着眼点（スタンス）です。

コツ
前向き研究の目的は，「T 系研究」か「P 系研究」のいずれか 1 つに絞る！

論文を読む場合は，このような着眼点に注意して読まないと，T 系と P 系の双方の情報が偶然入ることはあります。しかし真に質の高い研究では，目的も方法も，どちらか 1 つであるべきで，一気に両方を探るのはむしろ逆効果と

いえ，研究テーマがどちらなのかを見極めます。

　後ろ向き研究であっても，T系かP系のいずれかが目的となりますが，方法論としてはP系と解釈されます。後ろ向き研究ならば，目的はT系でも，方法はP系（過去への介入ができない）ということです。

- 有用性の検討（有効性のみならず，安全性の検討にも利用可能）
  ⇒**介入研究（T）**
- 原因や予後の検討（早期発見や評価の指標の検討にも利用可能）
  ⇒**観察研究（P）**

　通常は，介入研究に挑む前に観察研究を実施します。観察研究における探索的な項目にあたかも介入的な要素が入ることはありえますし，網羅的研究（手探りの段階で，広く網を張る，取っ掛かりの研究）のような混在例もあります。しかし本来は，主目的はいずれか一方であるべきです。このように，真の介入研究（T系）の主要評価項目と，観察研究（P系）の探索的な項目にある見た目は介入的T系の結果を直接比較することは，少々無理があるという意識改革（差別化）が大事です。

🎲　先入観を捨てて世界の研究トレンドを見逃さない

　研究にもブームがあり，これからしようとしていることは，世界のどこかで誰かがしようとしていてもおかしくありません。すでに実施されている場合もあります。それらを知らずに走り出すのは損です。情報化社会なのでまず関連動向を把握します。既存の成果（エビデンス）にはランキングがあり，エビデンスレベルに応じ既存情報を差別化して，上手に整理し把握する必要があります。

　エビデンスレベルについては，多くの臨床医が知っていることと思います。「システマティックレビュー」が最上位であり，次に「ランダム化した2群比較試験」，その次が「ランダム化していない2群比較試験」，さらに下に「観察研究」といったランキングです。

論文以外からも情報収集できる

　論文として掲載されていなくても，国際学会の発表を見逃していたとしても，

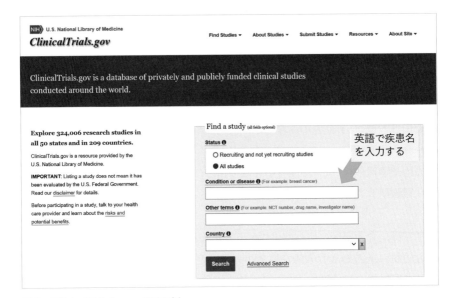

図2 ClinicalTrials.gov の活用例

走っている途中の研究，失敗して頓挫した研究など，先人たちの数多くの情報
を，実は入手する技があります。他の研究者が失敗した研究計画を知らずに，
同じような研究方法で計画をして案の定失敗するのは，もったいないことです。
　情報を入手するには臨床研究の登録サイトが便利です。登録サイトは臨床研
究を公開するためのものであり検索も可能なので，論文に掲載されていない，
あるいは論文化されていない場合でも，詳細な情報まで入手できます。
　登録率が非常に高いとされ，筆者がPMDA（医薬品医療機器総合機構）にい
た際に頻繁に活用した国際的なサイトであるClinicalTrials.govを紹介します。
　本サイトのトップページに「疾患名を英語」で入力するのですが（図2），例
として心筋梗塞myocardial infarctionを入力したとします。入力時2020年3
月1日時点で2,392件の研究課題名が閲覧でき，興味ある課題名をクリックす
ると，詳しい研究計画が載っています。"Download"をクリックすると，すべ
ての研究が一括してシートに取り込まれ，さらに開発相であるPIやPⅡなど
気になるキーワード（例：番号，研究課題名，ニックネーム，進捗状況，資金元，
開発相，目標組み入れ数，試験開始日など）でソートをかける（並び替える）と
絞り込みが容易です。

　興味ある疾患領域で，現在どのような研究が流行り，主要評価項目などの世界的傾向（トレンド）はどうであるのかが，ある程度わかります。研究計画する前のトレンド調査です。

　研究にもブームがあるので，計画している研究と類似の研究はすでに存在することが多いものです。ClinicalTrials.gov では，論文より詳しい組み入れ基準などが把握できます。論文化されていない「失敗研究」も掲載されています。どのような方法だと完遂できないのか，ネガティブデータだから論文化されていないのか，など有益な情報が満載です。研究を慎重に企画するのであれば，このような国際的トレンドについて事前に調査しておくべきです。

　ライバルの視察をしないと井の中の蛙ですし，研究前にする情報収集は実は面白いものです。得られる情報には，事前に目を通しましょう。もちろん信頼できなかったり無関係なデータも多く，解釈する上では上手に差別化することが必要です。簡単に膨大な情報が入手できる時代なので，日頃から検索に慣れておく必要があります。

　一方で，国内では，厚生労働省の方針で，臨床研究の開始前に，UMIN または jRCT という国内の登録サイトに載せることが義務付けられてきました。国内のサイトに登録することを主に推奨していたのは，患者も閲覧するからです。医学英語では患者は理解困難です。患者の立場を重んじると国内のサイトに登録すべきであり，ClinicalTrials.gov と国内のサイトの双方に登録しても問題はありません。

　残念なことに，登録は面倒でしなくても罰則規定がないため，これまで国内のサイトへの登録率は低いままでした。最近では，登録しないと有名ジャーナルなどで受け付けてくれないと共通認識されるようになり，登録件数は徐々に増加し，登録内容のアップデートは研究者の責務といえます。また，登録すべき用語の定義を理解していないため，誤った情報が記載されている可能性もあります。一般的に企業治験では JapicCTI に登録します。医師主導治験では JMA CCT に登録しますが，同時に jRCT への登録も可能です。

コツ
ClinicalTrials.gov も検索し，研究のトレンドを知る！

　臨床研究法が施行され，現時点で特定臨床研究では，jRCT という新規サイトへの登録が必要となりました。今後一本化され，すべて jRCT になるかもしれません。臨床研究は，その時に推奨されている何らかのサイトに登録し，開始時点から公開しなくてはいけません。

　例えば，目標である 30 名中 2 名しか組み入れられず，研究を中止した場合，2 名から同意を得る際に患者に語った熱い思いをどう説明しますか？　たしかに，臨床研究は途中で失敗することも少なくありません。ただし，情報をくまなく集めて努力して進めた上で失敗，研究中止するのと，何も準備せず失敗するのとでは，まったく異なります。

　臨床に置きかえるならば，手術は失敗しないために最大限の努力をしてから実施するものです。同じ観点から言えば，臨床研究でもトレーニングなしに開始するのは倫理的に問題があります。研究上のトレーニングの第一歩は情報収集です。なるべく失敗しないために，徹底的に研究トレンドを知ることは重要であると思っています。無防備に進め，案の定，失敗するのは，絶対に避けたいものです。

　類似の研究で，国際的には 10 名が目標症例数であれば上記の 30 名が適切といえるのか，あらかじめ検討することが必要です。

研究フェーズ（P）を意識する

　臨床研究にはトレンドがあるので，臨床研究は世界で乱立しています。乱立しているからこそ，自分たちが目指している研究が，どのフェーズ（phase：P）に該当するのかを意識してください（図 3）。

　ここでは，医薬品の開発フェーズ（相）を取り上げます。医療機器などは少し扱いが異なります。フェーズの記載にはローマ数字を使用します。

第I相（PI）：動物で効果が期待できた化合物などを初めて臨床で用いる相のことで，一般には正常な若い男性（20 歳以上）に使用します。安全性評価が主の相であり，女性はホルモン周期があるので対象になりにくいのです。人で初めて使用する場合を FIH（first-in-human）と呼びます。抗がん剤の開発では，副作用や予後の関係で正常人ではなく，患者で実施することもあります。

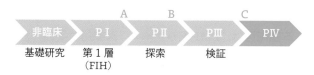

図 3　研究のフェーズ

探索期（PⅡ）：単施設で少数例を対象に短期間でいろいろ限定し試してみる位置づけです。わずかな効果を捉えるために，絞り込んだ，よく効くと思われる対象を選択します。用法や用量を調べる相でもあります。

検証期（PⅢ）：探索期の結果を確認し裏付けるために，複数の施設で比較的大勢を対象に，なるべく長期間フォローします。適応を実臨床に合わせるように，限定する（使用制限する）ことを緩め，使いやすいように実施する位置づけです。安全性の目線で，非常に長期にわたる PⅢ もあります。

　医薬品の治験では PI 〜 PⅢ を実施しますが，フェーズがまたがる PI/PⅡ，PⅡ/PⅢ という治験も少なくありません。

製造販売後臨床試験（PIV）：承認され流通した医薬品に対する研究の相で，市販後調査 post marketing surveillance（PMS）などが該当します。治験同様の体制で実施する場合もあります。医療機器の一部では，全例調査することもあります。

　臨床研究の「フェーズ」を記した上図で，PⅡ に行く直前の研究（A）がパイロット試験やフィージビリティ試験であり，結果から判断する開発実現性の見通しです。この場合の「試験」は固有名詞のように使われ「研究」とは呼びません。従来からの言い回しですが，関連ガイドラインで「臨床試験」と表現されているのは，「治験」が念頭にあるからです。探索的研究とは言わず，探索的試験と言うのが一般的です。

　臨床研究「フェーズ」で，別の使い道を探る研究（B）が，リポジションニング試験です。例えば，高血圧の医薬品を糖尿病に試す場合です。別の効能効果を目指した研究といえます。すでに承認され流通している医薬品であっても，対象疾患が異なれば適応外使用となります。適応疾患としては対象でも，医薬品の「添付文書」に記載のある「用法・用量」外で使用する場合も適応外使用

となるので，適応外使用に関する研究も少なくないです。医薬品を用いる臨床研究を実施する臨床医は，PMDAのサイト「医療用医薬品の添付文書情報」（http://www.info.pmda.go.jp/psearch/html/menu_tenpu_base.html）を確認します。医療機器に関する情報サイト（https://www.info.pmda.go.jp/ysearch/html/menu_tenpu_base.html）もあります。

　図のCは市販後の研究で，最も多いものです。

🔷 論文を読む際に大事な「ベースライン」
①臨床研究スキルを上げる論文の読み方

OUT 実施したい臨床研究には狙いがあるはずです。同じような狙いを持っている研究者が世界中にいないとも限りません。ライバルは存在すると仮定して，世界中にいる研究者と競うには，学術論文の活用が重要です。ここでは，論文の読み方の第2のコツを解説します（第1のコツは，前述したT系かP系かを探る読み方）。臨床研究のスキルも上がる論文の読み方があり，それはベースライン（baseline）の「捉え方」と「差別化」です。

　つまり，類似の論文でも，まったく同じ研究ではないことが多く，どこかが少し違っているはずです。仮にまったく同じ仮説でも，その証明の方法，すなわち研究スタイルや評価方法は異なる場合があります。日本ほど医療が充実した国は少なく，世界に目を向けると，同じ国内にあっても医療水準の施設間差や民族差などがあり，それが結果に影響する場合も多々あります。例えば，対象疾患の進行度だけでなく，選択・除外基準の差で背景にある情報や対象集団が異なると，スタートライン情報とも言うべきベースラインが異なるので，一見類似した研究であっても，結果を解釈する際には常に注意が必要です。

　ですから，論文Aと論文Bとで何項目かベースラインが異なる場合には，AとBの結果同士を比較することに「ネジレ」があると捉えてみてください。

コツ 論文における前半のベースラインに着目し，ネジレを意識して読む！

　ベースライン(背景情報)として，論文前半部分には下記の情報が記載されます。

- 国，民族差，医療環境，患者背景(年齢，性，身長，体重，全身状態)
- 典型例，疾患のサブタイプ，サブタイプの混在，進行度，病変サイズ，他の合併症
- 検査機種の違いの影響，施設差，中央判定なのか
- 第一選択または追加併用(第二選択)なのか
- 再発例，難治例などの限定症例が対象なのか
- 前駆病変，初期・中期・進行期・末期・萎縮期，またはこれらが限定せず混在している

　論文は，異なる目的，仮説，デザインから成り立っています。そして異なるプロトコル，ベースライン集団の結果を比較します。同じベースラインにはないので，単純比較では「バイアス(偏り)だらけ」となりえます。さらに複数の論文を比較する場合には，バイアスが拡大されてしまいます。些細なバイアスでも，集まれば，生じるネジレが膨大になるので，ベースラインには注意が必要です。このような論文情報の差別化は，研究を計画する際に役立つ着眼点となります。

民族差：先に出てきた民族差について解説します。民族差，すなわち臨床研究における民族的要因としては，内因性の遺伝的要因，体格，ADME，年齢，外因性の気候，文化レベル，医療環境，さらに内因と外因にまたがる飲酒，喫煙，食生活などがあります。

> **知識メモ**
>
> ADME はアドメと読み，薬物が体内に入ってから出ていくまでの流れ，すなわち，ab-sorption(吸収)，distribution(分布)，metabolism(代謝)，excretion(排泄)のことです。

　国や民族が異なるだけでも，遺伝的要因，生活環境，医療環境などが少しずつ異なり，些細なバイアスが膨大なネジレを生じ，結果に影響することが国際的に認知されています。抗がん剤の領域では治療レジメンという具体的な治療計画があります。それらを参考に，抗がん剤以外の領域でも，治療レジメンが少しでも異なる研究同士の比較では，「論理の飛躍」や「矛盾」があると考えてください。

　以上の観点から，学術論文のベースライン（背景情報）は，自分が考える常識とは異なるかもしれないと意識した上で読んでみてください。また，学会で質問する際は，どのような環境で研究が行われ，どのような方法で評価が行われたのかに着目してください。実施や評価の方法で，どこに工夫したのか質問すると，自分たちの計画立案に役立ちます。実施や評価の方法の限界について質問するのもよい着眼点です。

②結果の差の理由がベースラインに隠されている

　論文を読む際は，結果からではなく，まず前半のベースラインに着目します。前半を読み解くのを習慣化することは，研究を計画する際に非常に役立ちます。その研究方法が選択された理由に思いを巡らせながら，論文の目的が掲載されている前半にも興味を持つとよいです。研究方法次第で，結果は簡単にひっくり返ってしまうものだからです。

　ここまで解説したバイアス以外にも，評価する機種や時期が異なっていたり，評価する手段として変化量を比較するのか割合を比較するのかによっても異なる場合があり，論文を差別化したらキリがありません。

　このように要因の差だけで，結果は変わるものなのです。最近の自分たちの研究結果が企業治験の過去の結果と異なっていたらどう解釈しますか？　治験結果が信頼できないのか，自分たちの研究が失敗したのか，あるいは差はたまたまなのかもしれません。しかし，そこには科学的な理由があるのかもしれません。その差の理由のヒントが，ベースラインに隠されているかもしれないのです。

🗃 セレンディピティに出会うための論文の読み方

　セレンディピティ serendipity は比較的新しい言葉で，ノーベル賞授賞者によく使われ，一般には「偶然の出会い」であると理解されています。元々は，魚雷探知機を研究していたらクジラの会話が聞こえたというような思いがけない発見という意味になります。

　臨床研究を計画する時点から，成果を論文にまとめる段階までに，参考資料として引用した論文が多数あるはずです。しかし，語学の問題だけではなくて正しく引用し解釈するには，実はコツが必要です。コツがわかれば，論文を読み解く目が養われ，研究立案スキルを高めることができます。

　さまざまな要因によって，研究結果は簡単に変わるため，システマティックレビューを含めて，論文結果を比較する場合，前述の P 系か T 系かの捉え方が非常に重要となってきます。P 系研究で有効性について触れていけないわけではないので，3 番目の結果などとして考察で有効性に触れることは珍しくありません。ここで注目すべきは，真の T 系の主要評価項目の結果と，P 系の T 的な結果を比較すると誤解を生じ，間違った解釈が独り歩きしかねません。

　類似した論文なのに，結果が正反対であったり，差が少なかったりと，両者に差が生じるのには，実は必ず理由があります。もちろん，どちらかが失敗したのかもしれませんし，症例数が足りなかったのかもしれません。もしくは，たまたまの偶然なのかもしれません。しかし，そういった原因の前に，科学的な理由があるはずで，そもそも「似ているがジャンルが異なる研究」だった場合は，解釈を慎重に行う必要があります。観察研究と介入研究は研究の目的も方法も異なります。結果が異なる理由には，対象集団が若干異なる，治療レジメンが少々異なる，などの問題もあります。観察研究における T 系的な結果は，仮に p 値に差がついたとしても，差別化して捉えることができる「千里眼」が大切です。

セレンディピティと出会うための差別化する目

　仮に結果が想定外であった場合，その理由のヒントは「論文の前半部分」に隠れています。そこに気がつけば「セレンディピティ」に繋がる「意識改革」が芽生えるはずです。思いがけずラッキーで偶然見つかるのではなく，新しい発見を見逃さないための「洞察力」が必要です。「セレンディピティ」は，たまたまではなく必然の発見であり，細菌学者であるパスツール

知識メモ

臨床研究に関する法制化
国際的：
1947 年にニュルンベルク・コードを皮切りに
1964 年にヘルシンキ宣言
1979 年にベルモント・リポート
1996 年に ICH-GCP という「国際ルール」が発信
日本：
1997 年に「医薬品の臨床試験の実施の基準に関する省令」
2002 年に「疫学研究に関する倫理指針」
2003 年に「臨床研究に関する倫理指針」がようやく登場
2014 年に上記 2 指針が統合され，「人を対象とする医学系研究に関する倫理指針」となる
2018 年に「臨床研究法」が施行
本邦ではディオバン事案，タシグナ事案，CASE-J 事案などを受けて，同じような不正研究を起こさないために法制化が進んだのです。

の「幸運は用意された心のみに宿る」の境地です。

　治験などで実施されるランダム化（無作為化）比較試験（RCT）の先行研究と同じ方法で実施したはずの研究で，予想に反した結果になった場合，P系とT系が混在していたり，組み入れ対象集団の背景が異なっていたためではないですか？　「残念な結果」にも，実は「光」が存在することもあるので，差別化する目はセレンディピティに繋がる洞察力を磨きます。

評価方法を工夫する意識

◈ 臨床研究を実施する理由を明確にする

　大学病院には臨床と教育と研究の三本柱があり，病院なので臨床を行います。大学でもあるので教育し，研究もします。民間病院や市中病院の一部は，大学病院の関連病院（大学病院にある医局内のローテーション医が派遣される大学のサテライト機関）なので，やはり研究します。クリニックの数が多い疾患分野では，開業医の研究も活発で，大学でなくとも研究します。成果は論文として発表されますが，その前後に学会で発表されます。

　三本柱のうち，臨床と教育は軌道に乗っていますが，臨床＋研究の分野は，軌道に乗っているとは言い難いのが現状です。

　アカデミア（大学や研究所）は，研究するのが当然の世界です。そんな当たり前の研究は「仕事」である以上にミッションである側面もあり，「教授や指導教官に言われたから」，「学会発表がノルマだから」といった受動的な理由から成り立つ側面もあります。しかし「好きだから」，「面白いから」，「興味があるから」といった能動的な理由があると強いです。もちろん，現実的には「学位を取りたいから」，「業績をあげたいから」，「正職員になりたいから」，「グラントを獲得したいから」，「稼ぎたいから」など自分なりの理由もあるはずです。「人類の役に立ちたいから」，「目の前の患者を救いたいから」といった本音を，この際，実際に声にしてみるのはどうでしょう。

　これからの時代，よく知らない「掟だらけ」の臨床研究ワールドに一歩踏み出すのであれば，自分が研究する理由を整理しておき，聞かれたら説明でき

るような習慣を持つことが大切です。臨床研究を実施する理由を意識するには，周りからの信頼を得るため，いずれは開発に繋げるためにも，次の 2 ステップで考えてください。

研究する理由：①興味があるから（純粋に）
　　→意義：②研究が結実すれば，患者のためになるから（社会実装）

研究テーマは段階的に計画する

　現場に課題があっても，気にとめなければ，テーマは生まれません。気になる課題があっても，解決するには非現実的と思ったり，現状の行為で満足すれば，テーマになり得ません。がんを撲滅しようと思っても限界があり，誰かがやってくれるだろうと期待すれば，自分の研究テーマにはなりません。がんを撲滅するなどのテーマは壮大なので，研究者 1 人でできることではありません。そこで，研究テーマを段階化して捉えるための工夫を提案します。テーマを，山と森と木と枝に分けることです。

　現場の課題は一遍には解決できないので，プロジェクトとして整理します。言い換えれば，全体のテーマ(山)を解決するために，その山を幾つかの森に分けて，その森のうち，ある 1 つの森に対して取り組むことにします。そして，その森の木に焦点を絞ってアプローチするという企画力です。研究をプロジェクトとして捉え，そのプロジェクトを細分化し，段階化するのです。壮大な課題は山で，計画的・戦略的に幾つかの森に分けて，実施可能性を見据えて整理した森に着目し，その中の木々が研究実施計画書(プロトコル)の内容であり，枝葉がデータといった具合です。研究には，研究をプロジェクト化する企画力が大事であり，その力は育成可能なものです。

研究を森として捉える！　山 (テーマ)
→森 (プロジェクト) →木 (プロトコル)
→葉 (データ)

テーマにあった研究スタイルを選択する

　クリニカルクエスチョンから，リサーチクエスチョンを導き出すことを意識

してください。臨床研究のテーマは，臨床上の課題から生まれます。臨床上の疑問なのでクリニカルクエスチョン（臨床上の疑問）と呼ばれ，日々の臨床現場における，行き詰まったことや分からないことが該当します。完璧な医療は存在せず，日々進化し続けていますから，クリニカルクエスチョンがなくなることはありません。クリニカルクエスチョンの答えを導き出すためにリサーチ（研究）があり，クリニカルクエスチョンは，「リサーチクエスチョン」の形に落とし込まれます。ただし，クリニカルクエスチョンがリサーチクエスチョンと同じになることは滅多になく，1つのリサーチでクリニカルクエスチョンに答えを出すのは容易でありません。クリニカルクエスチョンへの完全な回答を得るには複数のリサーチプロジェクトが必要です。

　臨床現場には常にたくさんのクリニカルクエスチョンが存在し，日々新しいクリニカルクエスチョンが芽生えています。臨床医の疑問（興味）で生じたクリニカルクエスチョンによって1つのリサーチプロジェクトが計画された場合，被験者に参加してもらう時点で「公共財」となり，研究者だけのものではありません。研究の結果はデータという名前の成果物です。リサーチクエスチョンが決まったら，いよいよどのようなスタイルの研究を行えば，クリニカルクエスチョンが解明されるのかを考えることになります。これを研究デザインといいます。研究デザインは，一般的には仮説をどのような方法で証明するかによって，幾つかのパターンが決まっています。代表的なパターンを系統的に理解しておくことが役立ちます。

　エビデンスレベルが高い，治験のように理想的なスタイルの実施は容易ではないので（施設によっては不可能），あくまで理想を追究するのではなく，確実に完遂できるスタイルで計画するのがお勧めです。また施設としては実施が可能であっても，初心者が，いきなりRCTを実施するのは無謀な挑戦といえます。

前向きか，後ろ向きか，どちらを先に？

OUT　クエスチョンに応えるには，後ろ向き研究でもよいのか，観察研究でもよいのか，前向きの介入研究でなければ不適切なのか，解答を導く方法にはどのような選択肢が存在するのか，まず理解してください。その上で，目的とする情報を得るために適切なスタイルを，実施可能性を考慮して，選

択していくのを習慣化してください。いきなり前向き介入研究を実施するのではなく，後ろ向きに現状を把握する研究や観察研究を実施したほうが，失敗しにくいといわれています。

　臨床研究法時代には，特に前向き研究のハードルが上がっているので，用意周到に準備してから実施しないと途方に暮れ，関係者全員が疲弊してしまいます。ですから前向き研究を計画する前に，後ろ向き研究から実施することをお勧めします。その次は前向き観察研究です。後ろ向き研究や観察研究は地味なイメージではありますが，確実に実施できるようにしておきたいです。いきなり介入研究を実施するのは難しく敷居が高すぎます。

前向き研究の前に後ろ向き研究を実施する！　その次は前向き観察研究

何と比較するか（比較する相手を考える）

　前向き研究について説明します。

　2群間で研究を行う場合には，大別すると，オープンなのか，ブラインドのかかった（どちらの群なのか不明な）研究なのかの2つがあります。ブラインド（盲検）には「単盲検」と「二重盲検」があります。患者（被験者）と研究者の双方が盲検なら二重盲検，どちらかだけなら単盲検です。研究者およびグループとして考えれば，投与する医師と，評価する医師は異なるのが理想です。つまり投与する医師にはわかっても，評価する医師にはわからないほう（評価者盲検）が，先入観のない，ニュートラルな評価が可能です。この点では，第三者評価として決められた施設が判定する，中央判定が行われる場合もあります。

　単群の研究は手頃ですが，研究で得られる研究の開始時と終了時の前後の差の意味を比較する相手が「ヒストリカルデータ」または「自然経過」となり，疫学情報がなければ，まず後ろ向き研究を実施すべきです。サンプルサイズ（n）を決めるための症例数設定根拠がない研究では，単に数字で表しただけの「numerical」というお試し研究もあります。

　一般的な臨床研究である実薬対照の研究では，有効性評価が「優越性」だけではなく「非劣性」という着眼点もあり，統計学的解釈がより重要視されます。

　比較する相手ですが，研究スタイルよって異なります。名称ですが，研究の

デザインでは，○△□研究ではなく，○△□試験と呼称されます。試験というのは，研究のうち介入的な研究の総称であり，古くから固有名詞のように使われているので（「研究フェーズ」の項で前述），ここでは，そのまま○△□試験と記載します。さらに，研究デザインによって結果の比較を行う相手が異なり，研究の名称が変わることを解説していきます。ここで解説するのは主として介入研究の場合です。

単群の前後比較試験：群が1つなので，医薬品を投与する場合は，投与前後で比較します。その投与前後の差にどのような意味があるのか，既存の情報と比較する必要があります。この場合，比較する相手は，研究の中には存在しません。過去の論文，または自験例との比較です。つまり，前後比較した差を解釈するために，ヒストリカルデータ（自然経過，他施設の結果，論文のデータなど）と比べる必要があります。実施フロー上，アーム（腕）が1つなので単腕（ワンアーム）で，前後の比較となり，どのような介入群なのか誰にでもわかるような透明性を確保した（オープン）試験となります。

並行群間の2群（または3群）のプラセボ（またはシャム）対照試験：群が2群なら，双方の群間を比較します。対照（コントロール）が実薬や他の機器でない場合，比較する相手は何もしない群です。何もしない群でも，「何かした振り」は必要です。その理由も含めて，プラセボやシャムの詳細は**第2章，42ページ**で解説します。ちなみに，3群の試験は稀です。

並行群間の2群（または3群）の実薬対照試験：群が2群で，双方の比較であり，その相手はすでに臨床で使用されている医薬品や医療機器が対照です。ここでも3群の試験は稀です。

ランダム化の二重（または単）盲検（遮蔽）試験：ランダム（無作為）に2群に分けるので，作為的な選別はできません。二重盲検（遮蔽）とは，2つの群で使用されているAとBが，患者にも研究者にもわからないようブラインド（マスク）された場合で，単盲検とは，どちらかにはわかってしまう場合です。比較する相手は，偶然に分けられたプラセボ，実薬，医療機器などとなります。

盲検ではないオープン試験：群が 2 群で，盲検をまったくかけず，患者にも研究者（グループ）にもどちらを使用したかわかる場合です。比較する相手は，2群の対照または実薬群（あるいは医療機器群）です。オープン試験なので，研究過程で「手応え」がわかってしまいます。

用量反応試験：同じ治療でも，用量を変えたり，同時並行ではなく段階的に量を増やすことです。新規性が高い場合，いきなり高用量で治療すると安全性上のリスクがあるために，例えば，10 mg，30 mg，60 mg の 3 用量に分けて比較する場合のことです。あたかも 3 群のようですが，低用量グループが終了したら中用量に移行します。

　一般に，用量が大きくなれば効果も増えますが，頭打ちになる量があり，用量が増加すれば副作用も出現しやすくなるので，適正用量を決めるための試験です。徐々に投与量（曝露量）を上げていく試験で，探索期に行うものであり，用量設定試験と呼ばれることもあります。1 つのプロトコルでパート 1 とパート 2 に分ける場合もあります。比較は，例えば，10 mg，30 mg，60 mg の 3 用量の群間で行います。

クロスオーバー試験：最初のクールでは，A 群は実薬，B 群はプラセボで，次のクールでは A 群がプラセボ，B 群が実薬などと，ひっくりかえる試験です。前投与の影響がないよう，ウォッシュアウトの期間を設定します。ウォッシュアウト期間は，使用される医薬品ごとに設定すべきですが，一般には 4 週間です。単純に n が 2 倍になりますが，期間が 2 倍以上となり，解釈が複雑になる場合もあるので，クロスオーバー試験の計画には慎重になるべきです。この場合，結果の相手は，実薬 vs. プラセボで行います。

比較する相手：デザインによって，結果を比較する相手が異なることは理解できましたか？　研究はやりっぱなしではなく，得られた結果をあるものと比較する必要があります。一方，研究結果を解釈するためには，別の論文など比較する相手が必要です。

　また，どのような研究デザインで実施するかを判断するために大切なことは，それぞれのデザインには，実施する場合の弱点があることです。例えば，ラン

ダム化二重盲検プラセボ対照2群並行群間試験は，エビデンスレベルが最も高いものの，実施には治験レベルの人手，費用，手間がかかります。クロスオーバー試験は，組み入れ症例数を簡単に倍増できますが，結果の解釈が困難なことがあります。

🔷 評価方法を考える
臨床評価方法に関するガイドライン

　治験も含めた臨床研究のプロトコルを作るための目安であり，診療ガイドラインとはまったく異なります。臨床評価方法に関するガイドライン（以下，評価ガイドライン）を作成するには，行政機関をはじめ，製薬業界などと連携する必要があるので，まずはその存在を知ってもらうために概要を解説します。

　PMDAや製薬企業が使用する治験で「リスクベネフィットを評価する」ためのガイドラインであり，いわばPMDAと交渉するための，治験（主に医薬品）における効果の指標（モノサシ。例えば，降圧剤なら血圧）などの基本的考え方を示しています。厚生労働省医薬・生活衛生局の審査管理課から発信される公的ガイドラインです。

国内外の評価ガイドライン
評価ガイドラインの閲覧方法：
PMDAホームページのトップページの「レギュラトリーサイエンス」と記載があるアイコンをクリックし，下にスクロールすると「ガイダンス・ガイドライン」というアイコンがあります。それをクリックし下方にスクロールすると，臨床評価方法に関するガイドラインが見られます（2020年3月時点）。

　臨床評価方法に関するガイドラインを作成する場合，既存の

知識メモ
　診療ガイドラインは実臨床での標準的な診断ならびに治療の方法をまとめたもので，学会がバックアップして作成します。本邦における診療ガイドラインは少々多すぎます。そもそも分母が既存の情報を反映していないとガイドラインとは呼べません。
　Mindsマインズ（EBM普及推進事業）が推奨する作業工程ではない場合もあり，残念ながら，真のガイドラインとは呼べないものも散見されます。Mindsは診療ガイドラインに関する厚生労働省委託事業であり，ホームページには多くのガイドラインが掲載されています。

ガイドラインを参考にするのはもちろんのこと，ICH のガイドラインを参考にする必要があります。ここからは，一般の臨床医に対しては，ややマニアックですが，臨床研究に関わる人で知っていることが少なくないので，臨床医も無視できない情報といえます。

ICH：治験を念頭においた臨床研究の国際基準をまとめる会議団体である医薬品規制調和国際会議 International Council for Harmonisation of Technical Requirements for Pharmaceuticals for Human Use の略称で，PMDA のホームページ（https://www.pmda.go.jp/int-activities/int-harmony/ich/0014.html，2020 年 2 月閲覧）によると，「PMDA と製薬業界の代表者が協働して，医薬品規制に関するガイドラインを作成する国際会議で，限られた資源を有効に活用しつつ安全性・有効性および品質の高い医薬品が確実に開発され上市されるよう，より広範な規制調和を世界的に目指す」とあります。評価ガイドラインの元となっているのが ICH ガイドラインであり，これらは医薬品開発向けのものです。

　臨床研究を行うならば，関連部署や PMDA などと連携するために，ICH についても言葉くらいは知っておく必要があります。特に，ICH ガイドラインでは評価方法はすでに総論的には検討されていますので，参考にするとよいです。

IMDRF：医療機器に関しては，国際医療機器規制当局フォーラム International Medical Device Regulators Forum（IMDRF）が存在します。医薬品と医療機器では異なる点も存在しますが，プロトコルのポイントとしては共通項も多く，ここでは ICH を取り上げ，プロトコル作成スキルの育成に利用することは，医療機器の臨床研究にも大いに役立つでしょう。

　PMDA のホームページに掲載されている臨床医がチェックすべき ICH の有効性ガイドライン項目として，E8（一般論），E9（統計），E10（対照群）は，興味があれば是非目を通しておいてください。

　評価方法に関するガイドラインは，これら ICH ガイドラインに紐づいています。疾患特有の内容は一部で，全疾患に共通のロジックが多いです。目次は共通，項立ては同じです。前述した民族差は E5，国際共同試験は E17 です。

ガイドラインの作成では作業工程の公開性が肝心で，作業工程を事前に示しておく必要があります。

　評価ガイドラインの構成を理解するには「目次」を見れば理解が早いと思われるので，以下に示します。これは治験が対象の場合で，一般臨床研究では通常Ⅱ項は割愛できます。臨床研究向けに大切なのはⅢ項で，国際基準であるICHのガイドラインの構成と同じです。介入研究に関するガイドラインなので，従来から「研究」ではなく「試験」という用語を用います。

評価ガイドラインの目次

Ⅰ．緒言

Ⅱ．非臨床試験

　　1．効力を裏付けるための試験

　　2．薬物動態試験

Ⅲ．臨床評価方法

　　1．対象疾患に対する臨床試験のデザインに関する基本的考え方

　　2．対象集団

　　3．治験実施医療機関

　　4．安全性評価

　　5．有効性評価

　　6．併用薬および併用療法の設定

　　7．被験者背景の記録

Ⅳ．臨床試験

　　1．臨床薬理試験

　　2．探索的試験

　　3．検証的試験

　　4．長期投与試験

　　5．製造販売後調査

🔷 治験を目指す（PMDA や AMED と交渉するために）

　開発プロジェクトを促進させるためには，医師主導治験への着手と同時に，対象疾患の「臨床評価方法に関するガイドライン」などを並行して作成するこ

とができればお得です。つまり，新しい治療方法に対する評価系（評価するための科学，新しいモノサシを検討するプロセス）を同時に育成したほうがはかどります。一方，斬新なアイデアの評価系をいきなり当ててみるわけにもいかず，その新しいモノサシを，健常人または進行度別に疾患で探ってみて，使い勝手を探る必要があります（これをバリデートといいます）。既存のモノサシとの関連（感受性と再現性）も調べる必要があり，治験を目指すなら PMDA が合意している必要があります。再現性については**第2章**で後述します。

　評価系のコンセンサスを得ることは，各分野ではすでに常識となっている臨床上の意義について PMDA に対する事前の意見交換の機会となります。もちろん学会をあげての，オールジャパン体制が重要です。ガイドライン作成ワーキンググループを立ち上げ，厚生労働省の審査管理課に打診しておく必要があります。

　これらの研究環境は，テクノロジーの進歩に依存し，常にアップデートしていくので，標準や常識は変遷するということに注意が必要です。数十年後には人口構成が変わり，75歳以上の人だらけになるなど生活環境も変わっていきます。10年先，20年先を見越した，予想科学，時間軸も考慮した近未来の医療事情を組み入れた評価系の育成を目指してほしいです。評価系の育成には，臨床医と PMDA との連動が必要です。

企業治験に参加して学ぶ臨床研究の運営スキル

　研究者には国際学会に参加し，超一流の研究者と議論する醍醐味もありますが，研究はタダでは行えず，いろいろとコストがかさみます。どこにお金がかかっているか理解することは大切で，理解しないままでいると，予算積み上げもディスカウント交渉もできません。さまざまな観点を学ぶためにも企業治験に参加するのはお勧めです。

治験に参加する：治験には企業治験と医師主導治験がありますが，企業治験がほとんどです。治験は PMDA と相談しながら進めていくことになりますが，最終的には治験成果を含めて PMDA に開発品目について承認申請し，厚生労働省（厚生労働大臣）がこれを承認します。承認後には，日常臨床での使用が可能になります。研究がいきなり治験から開始されるということはなく，臨床研

究の積み重ねで治験が始まるイメージです。

　治験には莫大な費用がかかります。医薬品や医療機器産業は自動車産業と同じくらいのビジネス規模であり，経済にも影響します。生活習慣病，アレルギー疾患，感染症など，比較的評価しやすい疾患については，一般のクリニックの医師も企業治験に参加することがあります。治験という言葉を聞いたことがある臨床医は大勢いると思いますが，参加したことのない臨床医が多いのが現状です。

　治験に参加したことがない臨床医でも，臨床研究はしています。手弁当で研究していた研究者は，治験のノウハウを学べる企業治験を通して「実践」し経験を積むのがよいでしょう。実践を積まずに，医師主導臨床研究や医師主導治験を牽引するのは，無謀です。

いきなり医師主導臨床研究や医師主導治験を牽引しない。企業治験への参加は運営の全般を知るチャンス！

企業治験から運営力を学ぶチャンス：治験に参加した経験で得られることは少なくないので，大いに参加すべきです。たとえ治験コーディネーター（CRC）や企業モニターによる手取り足取り面倒をみてもらえる実践であったとしても，治験への参加は有益です。どこが有益かといえば，まずはPMDAも納得した治験レベルの計画内容や，説明同意書を学習できることです。グローバル企業の治験では，国際的な視野も感じ取れますし，国際的なトレンドや民族差に対する対応にも触れられます。さらに，企業の開発チームの打ち合わせで学ぶことも多く，例えばモニタリングとは何かを経験することも可能です。このように総合的な研究運営全般を学ぶことができる，いわばチャンスなのです。

治験はスキルが身に付く宝の山：治験には，企業治験の他に，医師主導治験があります。医師主導治験の歴史はまだ浅くて，企業治験が大型クルーザーなら，医師主導治験は2人乗りのヨットといった感じでしょうか。企業治験がビジネスとして成立するには，理念は社会貢献であっても営利目的が不可欠です。売上げが期待できるかが重要です。

　医師主導治験の財源は医師会や AMED などの公的機関が拠出する，いわゆる行政予算(税金)です。行政は社会福祉を目指す以上，少数の患者にも手を差し伸べる義務があり，医師主導が大切なのです。一方，市販後調査の義務があり，この調査は企業しかできず，PMDA に承認申請することができるのは企業なので，医師主導治験であっても，出口では企業のチカラを必要とします。この点からも企業治験に参加して経験する意義は高いといえます。

　研究者は自らの研究の立ち位置を意識する必要がありますが，この意識は治験に精通していないとなかなか難しいです。企業治験は，実はセミナーに参加するよりも実践的な研究スキルが身に付く宝の山です。臨床研究は臨床医である研究者だけでは実施できません。企業治験を通し，看護師，薬剤師，事務員，データマネジャー，生物統計家，何よりも患者との連携が重要であることを学び，チーム研究スタイルを身につけましょう。

医師主導臨床研究の定義：医師主導治験とは異なり，医師主導臨床研究 investigator-initiated trial(IIT)は，臨床研究法または人を対象とする医学系研究に関する倫理指針(人指針)の規制で実施しますが，治験は薬機法(旧・薬事法)のもと行われます。治験は，承認申請が目的ですが，研究はエビデンスを得ることが目的です。

　IIT は，名称が医師主導治験に似ていますが，治験ではない一般臨床研究のことであり，発案者が 100％研究者側で，企業に働きかけて，企業から予算をもらって実施する研究のことです。IIT の実施には，計画性の質もさることながら，スタートアップミーティングなどの資料を自分たちチームで準備できる企画・運営スキルが必要です。

　さらに，組み入れ促進の方策から，データマネジメント，モニタリング，研究ロゴの作案，ニュースレターやリーフレットの作成，Agenda や議事録の作成まで，ARO や CRO や企業ではなく，研究者自らが配慮する必要があります。

　ここまでこなせる臨床医はまずいないと思いますが，それらの重要性を知っている臨床医は少数存在します。知らないとチームを動かせませんし，企業としては，知っている研究者と組みたいはずです。つまり，IIT に主に関わる臨床医は，企業治験に参加して実績を積むことが大事です。臨床医ができないなら，医局でそういう業務に特化した事務員を雇ってもらうか，既存の事務員を

教育するか，もしくは責任を取るのは臨床医であっても，スタッフに事務作業をこなしてもらうのも手です。IIT を進めるには，企業治験や医師主導治験に参加した経験があって，運営の全体像（イメージ）を知らないと，成果を得ることは厳しいです。IIT を立ち上げて運営し締めくくるまでに必要な段取りについては，スタートアップミーティングの項（**第 2 章，52 ページ**）を参照してください。

企業の気持ち：臨床研究法時代，責任は臨床医にあるものの，危ない臨床医と組むと，風評被害が起きたり，道連れになってしまうので，企業は警戒しています。

　研究成果が公表された後，何らかの調査で原資料のデータを確認しに行き，資料がなかったら，大問題となります。つまり，本書の後半で力説していますが，「研究作業工程の履歴を残すこと」が必須です。重要な関連書類を施錠可能な棚にファイリングしていない研究者とは組みたくないと，企業が口を揃えて言うのも納得できます。

　企業治験からは，治験にはどのようなリソースがかかり費用が膨大になっているかも学べます。リソースの中味やコストの内訳まで知ることができます。自ら計画する際の研究のリソースとコストをイメージできるようになります。

　このように，企業治験への参加を体験せず臨床研究を主導することは容易ではありません。学術活動は研究者の本懐ではあるものの，アカハラ（アカデミック・ハラスメント）の影響で焦ってしまうと，いつしか不適切な活動になりえます。企業を相手に「臨床研究法」に対する愚痴だけを言っているような研究者は，自分が損をすることになってしまいます。愚痴ではなく，「さらにディスカッションしたい」，「詳しい Z さんにチームに参加してもらうといいのでは」など積極的な提案をするよう心がけてください。

　企業と打ち合わせをする際，グローバル企業の場合は，海外では GCP（医薬品の臨床試験の実施に関する基準）規制が単一に存在し，対して，規制が多くトリプルスタンダードが存在するかのような本邦の体制との温度差が大きいことを理解しましょう！　企業では，研究の実践に関わる開発の人と，臨床医が会うことが多い営業の人がいて，担当が異なることも理解しておきましょう。

🍱 情報共有のイメージ化が成功への近道

　研究の計画は，チームで行います。そのためには，チームで統一したイメージを共有したいものです。研究を加速化させる前に，チームで，「その研究の立ち上げ時からゴールまで」研究の道筋を共有することが大事です。イメージを描けない，イメージを共有できないうちに，研究を開始するのはリスクがあり，おそらく失敗します。

　実際に患者の顔を浮かべて研究できる現場は，行政や企業からすると羨ましくみえるものです。研究を管理する側からすると実際に研究する者たちは眩しい存在なのです。フィールドプレイヤーだからこそ，テーマに磨きをかければ，さらに大事な試合に臨めるのです。

　臨床研究法の縛りなどで，確かに臨床研究の敷居は高くなりました。残念ながら，臨床研究の環境は整備されているとはいえず，我々が開拓していく必要があります。そのためにも，研究を具体的にイメージし，思い描く研究像を共有したいものです。

第 **2** 章

プロトコルを工夫する（研究立ち上げ段階）

　本章では研究立ち上げ段階のポイントについて解説します。この段階で特に重要である研究実施計画書（プロトコル）は，施設の実態に寄り添って，研究チームとして実施することが可能な計画であるべきです。実施困難なことをプロトコルに記載してはいけません。

　プロトコルを作る過程で，十分に検討すべきポイントとして，ベースラインに対する基本的な考え方を掘り下げます。プラセボ，仮説，PICO，PECO，コンセプトシート，評価項目，多施設共同研究，SOP についても解説します。

　さらに，リアルワールドエビデンスが重要といわれている，その理由についても解説していきます。

プロトコルは臨床研究の設計図

　プロトコル protocol とは研究実施計画書のことです。本章では有効性を探る「工夫」を凝らしたプロトコルを作り上げるポイントを示します。プロトコルとは料理でのレシピとも言える研究の設計図であり，「プロトコール」と呼ばれる場合もあります。プロトコルは，その通り研究を進めれば，同じような結果が得られるはずの段取りであり，再現性のある質の高いものを目指します。

◆ 論文におけるパートナー的なプロトコル

　最初にプロトコルの存在意義を解説します。プロトコルがない研究論文は危険であり，プロトコルがない研究は後に成立しえなくなります。また，1つのプロトコルから，主要評価項目および副次評価項目の合計2つの論文が生まれることはありますが，論文には該当するプロトコルが必ず1つ存在しなくてはなりません。追加や延長の研究，類似の研究は，元のプロトコルを漫然と使い回すことはできませんので，改めてプロトコルが必要です。もちろん，それぞれのプロトコルは倫理委員会で承認されていなくては効力を発揮できません。学会抄録を提出する際の「倫理委員会の承認」という記載欄は，上記のことから必要であり，極論すれば各抄録にはオリジナルのプロトコルがあって，その都度倫理委員会の承認を得ているべきなのです。今後はさらに厳密になることでしょう。一対一で後ろ盾となる（倫理委員会が承認した）プロトコルがない臨床研究は，発表（投稿）する前に問題がないかどうかを確認しましょう。

◆ プロトコルで臨床研究をスケジュール管理

　研究では，さまざまな検査，治療，評価がなされます。それらについて研究の関係者すべてが記憶することはできません。多忙な外来診療の合間にいちいちプロトコルを読みながら検査をオーダーすることもできません。

　そこでプロトコルには，複雑な内容が簡単に把握でき，かつ再現性のよい結果を得るためのツールの1つとして，研究全体の**スケジュール表（別名，Visit表）**を作成します（**巻末付録**参照）。

　Visit表は，被験者が研究期間中に何回受診し，何を検査されて，受診が何

日ずれたら逸脱になるかなどを事前に定めてある予定表のことです。研究者,検査技師,被験者(患者),家族も同じ目線で把握します。

 プロトコルは共通の管理ツール。プロトコルがない臨床研究は本来発表してはいけない!

🔷 プロトコルはアップデートを繰り返す

プロトコルには版,つまりバージョンがあります。プロトコルの運用は,アップデートを繰り返し適宜改版していくものなので,バージョンは適宜更新されます。最初の確定版(多くは倫理審査のための資料)が初版(つまり 1.0 版, ver. 1.0)であり,その後,語句の修正など軽微な修正では小数点以下の数を増やし(1.0 版を 1.1 版へ変更),デザインや評価に関わるような大きな変更では整数部分の数を増やす(1.0 版を 2.0 版へ変更)といったことが知られています。

また,プロトコルは内容に変更があるたびに更新され,その都度「版」が変わりますが,すべての版を残す必要があります。それぞれの版がアップデートされるたびに,該当する倫理審査委員会で審査を受けて,承認を得るというプロセスが必要です。

🔷 プロトコルをアップデートするには手続きが必要

OUT プロトコルは研究者だけではなく,研究に携わる職種(モニター,データマネジャー,コーディネーター,監査担当者など)が見る共通の管理ツールです。そのため,プロトコルを作成する場合,誰もが読めて,理解できることが必須条件になります。プロトコルは管理ツールであるため,プロトコルに記載されている検査や評価はできるだけプロトコル通りに実施する必要があります。逆にプロトコルに記載がないことを実施することはできません。ただし例外があり,被験者の安全性を確保するために必要な診察や措置は,プロトコルに記載がなくても実施します。

試験途中でプロトコルに若干の変更が加わる場合はあります。不動のプロトコルが理想ですが,企業治験のプロトコルですら試験途中に何度か改訂が

加わります。

　プロトコルを完璧と思い込み，実態に応じた改訂を怠ると，研究を実施するさまざまな職種の人が混乱します。気が付いた時点で運用方法を改善し，必要に応じて記載整備をするなど，研究全体を俯瞰しながら，フィードバックをかけます。

　ただし，主要評価項目や，試験デザイン，症例数など，研究の骨格に当たる部分をむやみやたらに変更してしまうと，評価すべき項目が評価されていない，うまく検査が実施できない，また研究期間が延長するなどして，現場は大混乱となります。必要に応じた改訂はすべきですが，研究の骨格に当たる部分の改訂はできるだけしないことが肝要です。また，そのような骨格部分の改訂を行う必要がある場合には関係者に十分説明する，あるいは第三者委員会（効果安全性評価委員会など）を設けている場合にはそちらにお伺いを立ててから行う，といった研究者としての注意深さが必要です。

**プロトコルの変更には十分注意する。
第三者委員会に相談してから行うこと
もある！**

🔖 プロトコルの改訂には研究上の同意が必要

　プロトコルの改訂，特に大きな変更を伴うメジャー改訂では，同意書を再度得る必要があります。

　プロトコルの変更は必要に応じて実施することが理想であり，間違った記載や解釈をそのまま放置して，試験終了後になってデータの解析や取り扱いに困るよりも，試験の途中で適宜アップデートすることが望ましいです。

　もう一点大事なことは，プロトコル改訂が書類審査だけでも倫理委員会で承認されるまでは研究を止めるかどうかの判断です。倫理的な問題（不正疑いなど），安全性，組み入れ基準（登録するための基準）に直結する場合は試験を中断（ペンディング）すべきです。個人で判断するのは禁物で，プロトコルをアップデートする際に，研究をペンディングする必要があるかどうかはその都度十分検討します。ペンディングの検討，厚生労働省・他施設・病院長への報告，同意書の再取得などが必要になる場合があるということも知っておきましょう。

　また，多施設共同研究では，全体の足並みを揃えることが大事です。臨床研究法上の特定臨床研究に該当する場合，厚生労働省への報告対象にもなります。また，採血した検体を数カ月後に二次利用する場合があります。このような場合には，最初のプロトコルで示唆し，改めて倫理委員会を通し，同意を得る必要があります。

🔹 使い回し，名前を無断で拝借という悪しき習慣

　プロトコルに記載がある組織体制と役割を形骸化してはいけません。さらに臨床で有名な先生の名前を羅列すればよいのでもありません。臨床研究の実績があって，要件を満たした在籍する人に許可をもらって記載すべきです。実態と齟齬があってはなりません。架空の組織体制や，本人が知らない間に効果判定委員として名前が記載されたり，すでに退職しているのに名前が掲載されているなど，使い回しや後で断っておくというのはよくない習慣です。貢献していないのに名前を載せる "guest authorship" や，研究に貢献した若手研究者の名前を載せない "ghost authorship" は，海外では不適切な行為の典型例であり，御礼奉公的なオーサーシップの決め方は，国際的には愚かな行為といえます。

リアルワールドとトライアルワールドの差別化

　臨床研究の業界では，一般に日常臨床のことをリアルワールドと呼び，一方，研究のことはトライアルワールドと呼びます。トライアルワールドとリアルワールドは，どこが異なるのでしょうか？　リアルワールドとトライアルワールドを正しく理解することは，有効性を検討する際，非常に大事なポイントとなります。臨床と研究の差別化が上手に出来る研究者を目指しましょう。

🔹 リアルワールドエビデンスとは何か？

　臨床研究位置づけ「フェーズ」の図（第 1 章，9 ページ）で，最も頻度の高い研究が，市販後の研究（C）です。図の C は治験で確認できなかった実臨床の対象における，適正医療のための研究で，リアルワールドデータです。馴染みの

ない言葉かもしれませんが，重要ですので是非認識してください。患者に対し臨床医がごく普通に処方する医薬品や通常行われる手術などによってもたらされる，研究意識のまったくない情報を研究データとすることがリアルワールドデータ real world data（RWD）で，その結果がリアルワールドエビデンス real world evidence（RWE）です。目的によって整理すべきなので，RWD とは診療結果を単に集めることではありません。

　治験でリアルワールドを確認できない理由を解説します。治験では非常に高齢な患者や持病が多い患者を対象にすることはできません。併用薬も制限され，医師の裁量で対応することはできません。治験では，例えば，使用経験のない薬を使用することになるので，何が起こるか明らかではないからです。高齢者や持病が多い者によくない事象（イベント）が起こった場合，高齢者だから，他疾患の影響だから，あるいは薬の相互作用だから，といったグレーゾーンがいろいろあると解釈が困難となるので，治験では患者集団が限定されます。

リアルワールドの対象は多様な背景をもつ人

　実際には，大勢の高齢患者が，さまざまな持病を持っていて，すでに多くの医薬品を服用しています。そういった患者に対しても，治験を経て承認された医薬品は使用されます。治験は長い場合1〜2年続くと莫大な費用がかかるので，長期に実施するのは非現実的です。一方で，実臨床では10年以上使用することは珍しくありません。このような「治験の限界」を検討して，実臨床（リアルワールド）で適正化していくためにも臨床研究のデータ（RWD）によるRWE は，安全性情報を筆頭にしたさまざまな目的から大切です。

🔷 トライアルワールドでは効果が見やすい集団に絞り込む

　単にリアルワールドの現状を確認するのではなく，焦点を絞った目的に対しての研究であれば，それはトライアルワールドです。研究目的を達成するために，効果が見やすい集団に絞って調査する必要があります。

　例えば，A群とB群の2群を比較する場合でも，すでに疾病が進行して，萎縮などの不可逆的変性に陥っている対象では，どちらの群でも治療効果が期待できず，効果があったとしても，その差が見えにくいものです。

　誰でも測ったことのある，視力を例に説明します。何らかの疾患で矯正視力

が 0.9 の場合は軽症過ぎ，自然経過やその日の調子で，何もしなくても 1.0 以上になることもあります。このように軽症で，それ以上の改善がほぼ期待できないような初期患者が対象であると，差が出にくいもので，改善程度もわかりにくく，専門医であってもその差を正しく評価することは難しいものです。そもそも矯正視力 0.9 の対象では，改善しても一般には正常とされる 1.0 または 1.2 までしか改善せず，頭打ちです。

　反対に，何らかの疾患で，眼鏡をかけた際の矯正視力が 0.1 まで下がった進行例では，一般に，眼球のどこかに，不可逆性の形態変化，萎縮や変性が起こっています。これでは，治療効果が期待できません。

　そこで，効果を見やすくする工夫として，中等度に障害された患者を対象にすることが多いです。中等度障害とは，矯正視力なら 0.4 ～ 0.7 になります。集団を限定することで効果の差を見やすくするのが，トライアルワールドです。

　これらは臨床研究以外でもよく知られる現象です。学校の試験で，問題が簡単であると，平均が高得点になり過ぎ，「天井効果」といった現象が起きて差がつきにくくなります。逆に，問題が難しいと平均が低得点になり過ぎ，「床効果」と呼ばれる現象が起き，やはり差がつきにくくなります。問題が簡単であると平均 90 点となり差が出にくくなり，問題が難しいと平均 40 点となり差が出なくなるという現象です。

　例えば，大学受験生の学力測定を目的としたテストで，「1 ＋ 1 ＝ ?」という問題を出すと全員が正解してしまって学力分布が測れず，逆に中学受験生のテストで「シグモイド関数を微分せよ」という問題を出すとほぼ全員が不正解になってしまい学力分布が測れないということです。いずれも，対象者の学力分布に相当する問題を用意しておかないと，学力分布が測定できないという問題があります。

　特に，アンケート調査を利用した評価では，質問項目の妥当性として，測定したい領域を反映しているか，領域から偏りなく選んでいるかを設定しておかないとゆがんだ結果となり，天井効果や床効果が出やすいので十分に注意すべきです。

　試験や視力以外でも同じようなことが言えます。いろいろな全身疾患においても，進行度を整理しないと，天井効果や床効果と同じような制限がかかります。そこで，P II と PIII として後述しますが，探索期では，通常，中等度の疾

患を対象にします。検証期では，軽度から重度までの疾患をまんべんなく含めれば天井や床に達しにくいのですが，重症例と軽症例に偏りがあると集団の分布が左右されます。対象集団を決める際には，天井効果または床効果に相当する現象が生じにくく，探索期では効果が見やすく，検証期では偏りがないような工夫をすべきであると考えます。

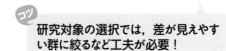

研究対象の選択では，差が見えやすい群に絞るなど工夫が必要！

🔲 トライアルワールドからリアルワールドへの展開

　リアルワールドでは，先ほどの例ですと，矯正視力0.9の患者も，0.1の患者も大勢存在するので，それらの患者に効果がない治療では困ります。限定的状況下で実施した研究であるトライアルワールドから得られた成果を，そのままリアルワールドにもってこられるかどうかを検討する必要があります。限定された，特に治験のトライアルワールドで得られた結果を，リアルワールドで応用するとどうなるか探ることは，治験に協力してくださった被験者に報いるため，また同じような疾患の患者の新しい治療法を開発するために非常に重要です。いわゆる適正医療へのフィードバック上は，非常に有用な情報となりえます。

　しかし，トライアルワールドで見られたはずの効果が，リアルワールドでは効果として現れない場合や，トライアルワールドで得られなかった安全性のリスクがリアルワールドでは顕在化する場合もあります。トライアルワールドの手の込んだ限定を解除し，日常臨床の現場に解放するので，効果の面では効きにくい集団も加わることで全体平均としては薄まります。また安全性についても高齢者や持病が沢山ある集団も加わるので，種々のリスクが加算され，結果は修飾されます。

　このように，日常臨床（実臨床）で効果が目立たない場合は，治験が間違っていたのではなく，リアルワールドでは対象が雑多となり，トライアルワールドとは，違う世界を見ていたからといえます。

💎 適正医療のためにも臨床研究は重要である

　リアルワールドの「ネガティブ」データも，適正医療を実施するためにはむしろ重要です。例えば，新薬承認後に行われる市販後調査は，安全性情報を得るためのみならず，有効性の適正化調査として実施されるのですが，承認前に実施された治験と相反する成績がみられる場合もあります。治験の成績はあくまでトライアルワールドの結果であって，実際の臨床に無理に合わせるような期待は禁物です。むしろ治験と同じような結果が得られない場合，なぜ，その医薬品の効果が治験と臨床とでは異なるのか，その原因を探求する姿勢が必要です。いかなる治験にも，治験では確認できなかった対象集団は必ず存在します。その対象に対して実施する市販後の臨床研究は，適正医療のフィードバック上，きわめて重要な研究となります。

OUT　リアルワールドの研究は，観察研究かどうか解説します。仮にリアルワールドの臨床現場とまったく同じ治療法であったとしても，2群に分けたり併用薬を制限したり，研究工程に乗せた段階で，リアルワールドからトライアルワールドとしての「介入研究」に移行します。診療行為による侵襲や介入という用語と，研究における侵襲や介入の用語の解釈には，少々温度差があると捉えたほうがよく，前章で述べた先入観のないP系やT系という観点がお勧めです。日常臨床を行う範囲についても，実施施設の状況やそこで働く医療従事者とそれ以外でも異なることがあります。

　前述したように，目的がP系ですでに介入されている被験者を途中から，何の制限もかけずに非介入で観察だけするのは観察研究ですが，観察された結果が実臨床上の患者治療に影響するなら介入研究です。このような要因で，観察研究か介入研究なのかの判断は容易ではなく，その判断に対して研究者がどう考えるか以上に，監査や倫理委員会の目線から，プロトコルでどのように読み取れるかが重要です。そこで，各プロトコル上の記載で誤解を生まないよう言葉に注意し，整理しておく必要があります。観察研究と判断したことで支障がないという根拠を文章で示すことです。

　治験を筆頭に，研究世界のトライアルワールドは，リアルワールドとの間に違いがあります。治験であれば差は大きく，一般の臨床研究であれば差は小さくなりますが，どんな研究も，目的が学術活動であるので臨床とは異

なります。臨床の延長感覚で行う「ながら研究」は不適切であり実施しては
いけません。

研究計画にはリアルワールドとトライア
ルワールドの差，介入の有無などを
常に意識する！

臨床研究のネガティブデータの意義

　期待した効果が出なかった研究結果，ネガティブデータも公表するのが真の
研究者です。公表する理由は，適正医療のフィードバックとは別に，世界のど
こかで同じような必要のない「人体実験まがい」を繰り返さないための警告と
なる情報だからです。ネガティブデータは，企業側からすると，誤解を生むよ
うな少々困る結果と捉えられ，宣伝上の逆効果となりえます。そこで臨床研究
においても，しがらみがないよう利益相反（COI）の管理が重要となってきます。

ベースラインにこだわる計画性

　ベースライン（背景）にこだわる研究者は，1つランクが上の研究者といえま
す。ベースラインとは，組み入れ時の基準，いわゆる治療介入前のことで，直
訳では「基準」となりますが，研究を開始する時点での，対象者の年齢・性別・
身長・体重といった背景因子，臨床上の状態として，血圧・血糖値などのバイ
タルサインや一般検査値，対象疾患の進行度や重症度にあたります。ベースラ
インの状況とは，プロトコルに記載のある選択・除外基準で選ばれたもので，
baseline characteristics（BLC）と呼ばれます。2群比較の研究で，双方のベー
スラインがバラバラでBLCに幅があると，比較すること自体に無理があると
いえます。

ベースラインの限定性 vs. 実施可能性

　対象集団を上手に選択することは，研究を上手に進めるために，かなり重要
なポイントです。まず調査するためのベストな集団を予測し，そのベストな対

象集団を反映した選択・除外基準を設け，次に当該集団をリクルートしていくことが，臨床研究では求められます。ただし，ベストな集団へと絞り込み過ぎると相反して，リクルートが困難となります。統計学的サンプルサイズ(n)上で必要な対象数があった場合，実施可能性から焦点を絞り過ぎないバランスのとれた集団へと工夫すべきです。

　臨床現場の見通しが最も大事な情報とはいえ，限定度と実施可能性のバランスが取れた集団を設定することは，一筋縄ではいきません。研究の途中や研究が終了した時点で，こうすればよかったと気が付くことがあり，こういう経験こそが研究スキルを磨きます。必ず振り返って，反省することです。無難な対象集団を模索することが，研究成果を結実させます。参考にした論文，聴講した講演など，先人の歩みの陰には，工夫したポイントが見え隠れしているものです。先人たちの反省と課題は，自分たちの研究に，大いに役立てるべきです。

🧊　フェーズによるベースライン

　臨床研究のターゲットとなる対象集団は，プロトコルの選択基準と除外基準で選ばれますが，研究の位置づけとして，探索期(PⅡ)と検証期(PⅢ)では考え方が異なります。つまり，PⅡでは最も効果が確認しやすい集団を選択します。一方，PⅢでは治験なら承認後に添付文書上に使用制限がつかぬよう，PⅡに比べて広範囲のヘテロ（雑多）な集団で実施することが要求されます。医薬品，医療機器，また再生医療等製品では少し考え方が異なりますが，歴史ある医薬品を例にあげて解説します。臨床の適応集団と，研究の対象集団は，必ずしも同一ではありません。

🧊　疾患進行度というベースライン

　多くの疾患では，何らかの理由で，治療効果が出やすい患者群（レスポンダー）と，出にくい患者群（ノンレスポンダー）がいます。患者層だけではなく，進行度合いによってもレスポンスが異なるので，効果を見るタイミングとして，どの程度に進行した対象（ベースラインの1つ）がレスポンダーなのか事前に検討しておく必要があります。この際どんな評価指標で調べるのかが重要ではあるものの，「何がどのように進行した集団がそもそも適格であるのか」を，非臨床研究（動物実験）や疫学研究の結果を参考に事前に検討する必要があります。

そんなに単純にはわからないものですが，その検討をせずに研究を開始するのは無謀です。探索的研究では効果が不明瞭なまま投与され，検証的研究よりも実験に近くなるので，効果が見やすい少数の集団を上手に選択しないと，見たいものを見極めることは困難となります。

　治験の場合なら，今後，何億円もかけるべきものかどうか判断する大事な研究となり，効果がナイならナイとハッキリ諦めるためにも，効果が最も期待できる集団で実施することが最善です。その場合も，日常臨床集団の中に対象となる集団が存在しなくてはなりません。奇をてらった「効果抜群集団」はレアケースで，リアルワールドでめったに見られない集団とならないように注意が必要です。この点から，対象集団で研究の成功は決まるといっても過言ではありません。対象集団を工夫し結果を見やすくすることはデータ操作にはあたりません。ただし結果をそのまま実臨床に外挿するには限界があり，徐々に繋げていくための解釈が必要です。一方，あまり焦点を絞りすぎると，組み入れ基準を満たす患者が少なくなり，予想以上に研究は進まなくなります。適格な対象が稀になると単施設では組み入れ進捗状況が悪くなり，施設を増やそうと考えますが，多施設共同研究の運営は非常に複雑です。

🔷 多様なベースラインについて考える

　被験者背景が有効性および安全性に及ぼす影響と，併用薬および併用療法などが有効性や安全性評価に及ぼした影響を，データに残すことも大事です。性別，年齢，身長，体重，診断基準に従った診断名と重症度，既往歴，合併症の有無，罹病期間，前治療の有無と内容，併用薬および併用療法の内容などについて記録します。遺伝性疾患であれば，家系図を作成するための問診が大切です。以下に，BLC に関連するポイント（用語）を挙げます。

合併症や既往症：選択・除外基準にも関係します。どの程度なら除外すべきなのか事前に検討します。少なくともベースライン（背景情報）としては不可欠です。評価に影響するような疾患は除外すべきですが，例えば糖尿病であっても食事療法だけで進行がみられないなら除外する必要はないといえます。治験であれば除外すべき疾患も，臨床研究では必ずしも除外する必要はない場合もあります。他科疾患であっても，背景情報としては必要です。

　治験であれば治験コーディネーター（CRC）が時間をかけ聴取してくれます。一方，臨床研究では臨床医が自ら実施することになり，背景情報の聞き取りを入念に行うべきです。ただし，除外範囲が増えると組み入れが困難になります。

併用制限（併用薬など）： 実臨床では禁忌薬や副作用の懸念がない限り，併用薬を制限することほぼありません。一方で，臨床研究はプロトコル重視の世界であり，有効性や安全性に関わるあらゆる併用薬を禁止し，バイアスを下げる工夫が必要です。無論，併用禁止薬を利用すれば逸脱となり，使用期間にもよりますが，厳密な有効性評価からは外される可能性もあります。治験ではない臨床研究で，どこまで制限するかは，研究の位置付けや目的次第です。少なくとも理想的（科学的）には併用を避けたほうがよい医薬品をリストアップしておき，医学的かつ倫理的側面から最終決定する「検討するプロセス」は重要で，企業が資金提供している研究では，企業が納得するような基準を明瞭にしておく必要があるので，おろそかにはできません。

前治療： すでに使用されている医薬品は，前治療となります。他科の薬を含め，お薬手帳などで詳細を確認しておきます。治験と異なり，臨床研究における外来では，患者や家族からの自己申告が中心になりますが，鵜呑みにできないことも少なくありません。特に注意したい医薬品に関しては，臨床医自ら確認するよう心がけてください。

使用を中断しない場合： 上乗せ効果を検討する場合は，用法用量を含め，一般的には対象疾患に対しすでに使用されている医薬品を変更すべきではありません。むやみに中止すると悪化する場合もあります。倫理的問題から中断できないこともあるので，注意が必要です。

ウォッシュアウト： クロスオーバー試験で投与する医薬品を切り替える際には，ウォッシュアウト期間は 4 週間程度必要とされています。どの程度の期間が必要かどうかについては，それぞれの案件で事前に検討すべきです。

サプリメントや食品： サプリメントを飲んでいたり，健康食品を摂取している

患者も少なくないので，サプリメントを中止するのか継続するのかも事前に検討すべきです。

併用療法：医薬品以外にも，有効性を示唆する医療機器や民間療法が存在します。これらを併用療法として継続するか中断するかに関しても，事前に検討すべきです。外傷後の治療に関する研究では，その後のリハビリテーションに関する取り決めも必要となる場合があります。重箱の隅をつつくように適切なスタイルへ導くわけではないものの，臨床研究では，結果に影響する医療環境に十分配慮します。

対象の適格性：同じ領域で過去に別の研究に入っていた場合には，今回の研究でも被験者として問題がないかどうか，事前の検討が必要です。研究の後半にではなく，あくまで事前に検討します。

🎁 プラセボ効果についても考える

　ベースラインを検討する際に，対照群（コントロール群）の動向も重要であり，対照群に対するプラセボ効果について考えてみましょう。

　プラセボ（偽薬）効果とは，だまされ効果，思い込み効果のことです。痛みや精神に直結していなくても，人体は自律神経で支配されているので，さまざまな疾患でプラセボ効果が認められる可能性があります。例えば「薬です」といって水を渡され飲んでみると，どこか元気になります。どの領域にもプラセボ効果の疑いはあり，真の効果は見た目の効果からプラセボ効果を引く必要があります。

　　　　真の効果＝得られた効果－プラセボ効果

　一方で，プラセボはただの水か生理食塩水のように有効成分が含まれないものですが，プラセボとわかってはいけないので，「見た目，匂い，味，容器」は治療群と同じにします。つまり，そう簡単に作れるものではありません。

　医療機器の場合には，手技を伴い，シャム手術（偽手術）と呼ばれる評価の対象となる医療機器を使用しない見せかけの手術手技を行う群を対照にすることがあります。プラセボ対照では，自然経過で変動する（改善もあり）疾患はもち

ろん，変性疾患のように進行が緩やかな場合では，プラセボでも改善あるいは
進行しないデータが得られることがあります。プラセボ効果はない，または考
慮する必要がない，などと決めつけると研究スキルが向上しません。

　末期がんのように待ったなしの状況など，他に治療法がないときには，倫理
上の理由から，プラセボ群を設定できない場合もあります。科学的には必要で
も，倫理が優先されるのです。この場合は単群の前後比較試験となります。

　プラセボ効果がなぜ生じるのか理由はよくわかっていません。開発において
は厄介な効果であり，治験の規模を膨らませます。

研究における仮説

仮説を練ることが一流研究者への登竜門

　中に何が入っているかわからない箱に，適当に穴を開けて思いつきで覗く研
究には狙い（仮説）はありません。そういった網羅的研究が存在してはいけない
わけではないものの，中身が謎の袋を，いきあたりばったりで穴を開けて見て
いく感じの研究では無駄が多く，真の研究とは言い難いです。研究であれば，
必ず狙いがあって，期待，見積もり，見通しなど，こうなるというイメージが
あり，それが仮説です。しかし，仮説を練ることは簡単ではありません。小学
校での夏休みの自由研究では，仮説立案が訓練されるものですが，研究者には
本来あるべき仮説立案へのパッションが少ないようです。企業の治験では仮説
を誤ると何億円も無駄になるので，仮説こそが命といえます。

仮説の骨組みを理解する

　本邦の研究者は「仮説」を立てることが苦手です。自ら何らかの工夫を講じ
ないと，仮説を立てるスキルは身に着きません。例えば，「風邪のときはコン
タクトレンズを使用すると，眼鏡を装着した時よりも眠りが 1 時間浅い」（注：
架空の仮説）と予想されるので実施調査してみる，この具体的な予想（1 時間と
差を見積もること）が仮説です。また，仮説には「ラショナーレ rationale」
という科学的根拠が必要です。

仮説＝ラショナーレ＋期待

　仮説が不明瞭な研究は興味本位の「実験」止まりかもしれません。研究は思いつきで開始してはいけません。仮説とはロジックフォーメーションであり，仮説の立案は簡単ではありません。研究の興味だけで準備せずに走り出してはいけません。科学的興味，いわばサイエンスクエスチョンは大事であるものの，芽生えた興味は，まず練らなければなりません。研究開始時には，仮説を記載できるようにすべきで，そのためは仮説立案スキルを磨くことが重要です。

仮説立案スキルを磨くための習慣

　そこで，仮説立案スキルを磨く提案です。まずは，論文を読む際には，仮説を探す習慣を持ちましょう。仮説が載っていない論文も少なくありませんが，仮説に対して敏感になるために仮説を探しましょう。

　次に自分の研究テーマにおいて，プロジェクトである山と，研究である森と，症例という木を描いてみてください。臨床経験上，よく効いた症例のイメージをもとに，症例という一本の木から，仮説を描いてみるのです。経験と期待が詰まった木を集めれば森（研究の対象）となります。森が集まれば山（プロジェクト）になります。仮説の背景にある経験を活かすためには，木と森と山を意識することです。

　仮説立案スキルを磨くには「仮説を探す」習慣と「仮説の山・森・木」の意識です。

仮説の構成はピコかペコの一本で

　仮説は，臨床研究なら PICO を1本化する必要があります。PICO とは研究仮説の骨格のことで，patient（どんな患者）に，intervention（何をする）と，comparison（何と比較）して，outcome（どうなる）ですが，1つの研究で PICO は1つ（PもIもCもOも，それぞれ1つ）であるべきなのに，「患者」が複数で，「何をするか」も複数で，さらに「比較する対照」も複数で，成果を多数期待する，つまり PICO が曖昧または複数ある「ピコピコ研究」が溢れています。仮説がピコピコしているのは問題で，ピコを一

本化することが肝心です。仮説を描くコツは仮説文を PICO に合わせ細分化することです。

　一方で，上記の「何かをする」という能動的 intervention ではなく，受動的な「曝露」という意味の exposure，例えば，強い日光に曝されたという「原因」を受けた「結果」を探る研究は PECO（ペコ）で表現します。ペコが一本ではなく，ペコペコするとよくないのは，ピコピコが問題なのとまったく同じです。この場合，結果（outcome）では，どのくらい差があるのかといった効果の期待度を示したいものです。

　「風邪の人（P）は，コンタクトレンズを使用すると（I もしくは E），眼鏡の時よりも（C），眠りが1時間浅い（O）」という理解です。

仮説をアップデートする工程でブレインストーミングする

　仮説はいきなり完成できず，再考の繰り返しでアップデートするものです。仮説 → 計画の骨組み → 机上シミュレーション → 他人に意見をもらい（ブレインストーミング）→ 仮説の再考 → アップデートといった手順で進めます。

　仮説を立てず，当てずっぽうで覗いても，見たいことは見られません。仮説検証という目的を達成するために，何が一番よいプランなのか探すことに手間と時間をかけましょう。best（最良なもの）はなかなか探せないので，much better な（より良い）プランを3つ探します。研究では3つのオプションを立てるような習慣を持ちましょう。

　1人で頭を悩ますのではなく，多様なバックグラウンドの人が集まって，意見を言い合えることが重要です。計画段階で否定的な意見をあえて受けることになりますが，事前に行われる客観的シミュレーションであり，ブレインストーミングといいます。非難されるのは嫌なものですが，開始前であればむしろチャンスです。仮説立案にはこのような過程が必要であり，この過程がないと仮説はなかなかまとまらないものです。他者から意見をもらうブレインストーミング用に，事前にイラスト（絵）を描いておくのも有効です。仮説を支持するラショナーレを探し，仮説を絵にして，場合によっては英語にしてみて主語をはっきりさせ，PICO か PECO として日本語で説明するといった流れにします。

　旅行と同じで研究においても，さまざまにプランニングすることは楽しいはずのものなのに，「1つのプランありき」で走り出すことが目立ちます。仮説

には，差の見積もりが示す「意義」が伴います。研究には資金が必要ですが，「意義」を伴う仮説がない研究では，なかなか資金援助は得られません。

　仮説を立案し，机上シミュレーションとして走らせてから始めるのがコツです。今までの臨床研究には，あるべき真の「仮説」がないものが多かったと考えます。仮説立案力を磨き，仮説を設定できれば研究者として一流です。

> 研究では仮説を立案し，机上シミュレーションをしてから走らせる！

論文で一番大事な図表

　仮説はペコやピコを用いて文章で表現しますが，同時に成果物である論文における最も大事なグラフとして表せます。棒グラフでも折れ線グラフでもよいのですが，あらかじめ，イメージを示します。研究概要資料をコンセプトシートと呼び，仮説の「差」を図示することが一般的です（**図 1**）。コンセプトが描けない研究は，原則的に開始しないほうが無難です。コンセプトシートにおける群間差（差の意義を見積もること）が肝心で，どのくらいの差が見込めるのかが仮説です。

　架空の仮説ですが例を示します。肺がんのうち小細胞がんでは（P），新薬 A を投与すると（I），既存治療 B の群に比較し（C），1 年生存率が 10％延長する（O）が PICO（ピコ）の例です。一方，糖尿病のうちコントロール不良例では（P），

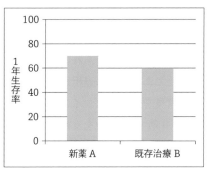

コンセプトシート例①

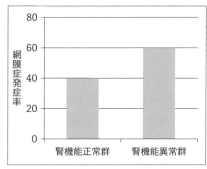

コンセプトシート例②

図 1　コンセプトシート

腎臓機能が正常な場合（E），腎臓機能が異常な群に比較し（C），網膜症の発症率が 20％少ない（O）が PECO（ペコ）の例です。

　さらに研究では，何をもって小細胞がんと定義するか，何をもって糖尿病のコントロール不良とするか，事前に定義づけする必要があります。臨床では暗黙の了解であり，ガイドラインには記載があっても，研究では必ずプロトコルに明文化します。腎機能異常や網膜症発症などの定義についても同様です。

仮説のない網羅的な研究が悪いわけではないが……

　仮説がない研究を網羅的な研究と呼ぶ場合があります。次に繋げるための手応えを見る，感触を掴む段階の計画であり，大きな網を張るのであれば，網羅的な研究もあります。しかし，研究はやってみなければわからないので，何か引っかかればラッキーといえる網羅的研究ばかりでは，クエスチョンへの回答にはなりにくいのです。研究には目的があるはずで，その目的に対する方法として網羅的なスタンスは不適切です。ブラックボックスに手あたり次第で穴を開けて何か見つけるのではなく，計画的に探しに行く仮説が必要です。仮説がないと，研究デザインの立案段階には辿り着きません。そしてプロトコル骨子を立案する前に，どのデザインで実施するのか十分検討すべきです。

評価項目の上手な使い方

　評価項目の使い方，つまり観察時期，比較，結果の捉え方について解説します。

　評価指標（モノサシ）が臨床上の相場からズレていないのはもちろんのこと，研究で用いた指標が改善した場合の臨床上のあるいは社会的な意義を，他診療科の医師も理解できるようなロジックで説明できなくてはなりません。

　例えば，血圧が 5 mmHg 下がることの意義を考えます。血圧が下がることで，心血管系のイベントがどの程度減るのか，生命予後がどれくらい変わるのかということです。内科医であれば当たり前の意義を，他科の医師に具体的に説明するための通訳が，総論的な「臨床評価方法に関するガイドライン」であるとも言えます。その意義は変化量で見るのか，変化率で見るのかで変わってきます。

　例を挙げると，平均で，骨癒合速度が5日間短縮した，6分間歩行距離が10m延長した，うつ病スコアが5ポイント改善した，がんの生命予後（余命）が1カ月延びた，これらの中でどれが一番意義があるかということは比較が困難です。どれにも意義があるといえるのですが，真の研究者はその意義を具体的に説明できることが大切です。

　評価手法としてアンケートを用いた研究では，さまざまなスコアリングの手法が用いられています。スコアリング（スコア評価）に関しても，そのスコアの意義を説明できなくてはなりません。ある疾患分野ではQOLの調査が併用されることは少なくありません。特に感覚器領域である耳鼻科や眼科，精神領域である精神科，疼痛領域である麻酔科，運動領域である整形外科や脳神経内科では，QOLのアンケート調査を併用することが多いです。アレルギー疾患でも「瘙痒感」などに対するアンケート結果が主要評価項目になることが少なくありません。アンケート結果を評価項目にするには，合計点，平均点，カテゴリー別の得点など，どれを評価の対象にするか事前に決めておくことが重要です。中には100項目あるものもありますが，100それぞれをデータにしても解釈に困ります。結果が示す臨床上の意義，さらに解析法を何にするかに関しても事前に検討すべきです。

　また，モノサシには，真のモノサシと，仮の（真に繋がる）モノサシがあります。例えば，抗がん剤の治療であれば生命予後が延びることが真のエンドポイント（結果）です。しかし，生命予後はさまざまな要因で決まるため，治療効果の判定と直結するとは限りません。画像上で腫瘍が小さくなることは，効果の判定には直結しますが，小さくなればよいのか，消滅しなければ意味がないのかは議論の余地があります。真のエンドポイントを見据え，それに繋がる仮の指標（サロゲートマーカー）を育成しバリデート（裏付け調査）することが大事です。

主要評価項目と副次評価項目：研究において見たいことはたった1つです。1つの研究では，仮説は2つ存在しません。複数あるならば，複数の試験に分けるべきです。この最も見たいこと（通常は1つだけ）が主要評価項目（primary endpoint，通称プライマリ）です。それをサポートする項目，あるいは次に見たい項目が副次評価項目（secondary endpoint，通称セカンダリ）で，一般には3つまたは4つ設定されます。

サロゲートマーカー：真のエンドポイントの代替として，さまざまな画像や検査結果が考えられます。中でも関連性が高いマーカーをサロゲートマーカーと呼びます。サロゲートマーカーを検討することは，開発促進に大いに役立ちます。「臨床評価方法に関するガイドライン」の作成上，サロゲートマーカーを立案することが重要です。

　例えば，抗がん剤の開発では，腫瘍縮小効果があれば「薬」ですが，寿命などの真のエンドポイントに繋がるロジックは不可欠で，臨床的あるいは社会的「意義」を国民に理解してもらえることが，サロゲートマーカーのポイントとなります。

　サロゲートマーカーが改善すると，その後多くのケースで真のエンドポイントも改善し，逆にサロゲートマーカーが改善しない場合には，真のエンドポイントの改善が得られないことが多いという相関性のエビデンスが必要です。

　例えば，サロゲートマーカーに変化がなければ，真のエンドポイントが変化することはない，サロゲートマーカーが悪化すると真のエンドポイントが悪化する，また，サロゲートマーカーの悪化期間によって左右されるサロゲートマーカーの定量化が可能であるなど，裏付けとなる情報が必要です。主観的な検査よりも，当然ながら客観的な検査のほうが信頼性や再現性は高いです。機能検査の 1 つである自覚的検査の場合は，少なくとも日を変えて 2 回は実施し，再現性や変動の有無を確認します。

何を用いるか？

　得られた結果を何を用いて評価するのか，主な評価指標（モノサシ）を以下に挙げます。

予備データ preliminary data：予備結果，または暫定的な結果のことです。前述のサロゲートマーカーとは異なりますが，研究段階によっては，次に繋げる貴重なデータとなります。

ナラティブ・データ narrative data：理屈ではなく，実践医療のことです。統計学や数学より経験値や物語的な要素，記述的解析です。

バリデーション・スタディ validation study：新規の評価方法の妥当性を，客観的指標（ゴールドスタンダード）を元に評価することです。開発した新規の方

法を複数の研究機関で実施し，結果の信頼性と再現性を評価することで，候補
となる評価法として最適化する研究のことです。

🔲　いつ用いるか？

　有効性を評価するためのモノサシを何にするのかが具体的に定まったら，次
に検討すべきは，それをいつ用いるか（評価時期）です。研究開始前に検査A
を実施し投与開始した後，何カ月後の検査Aを評価の対象とするかというこ
とです。1カ月後なのか，3カ月後なのか，半年後なのか，1年後なのか，毎
月実施しても構いませんが，主要評価するのは一時期で，例えば半年後と，事
前に決める必要があります。この場合，3カ月後や1年後の検査結果は副次評
価項目となります。

　進行の防止作用であれば，比較的長期に捉えたほうが明らかです。しかし，
長期化すれば，研究を継続するための運営側の体力が消耗し，被験者も逸脱す
るかもしれません。徐々に進行する疾患であれば数年後に評価するのが無難で
すが，継続というハードルが上がります。仮に効果として改善性に期待が持て
れば，1カ月後のデータでもよいかもしれません。指標をいつ用いるのかも重
要な視点で，どこをハサミで切り取って見るかという感覚に似ています。

🔲　何と比較するか？

　次に，得られた結果を何と比較するのか，事前に挙げる必要があります。実
薬対照やプラセボ対照試験などの2群であれば，目的のものを用いた群とそう
ではない群とを比較するので単純明快です（現時点で実薬がない場合には，プ
ラセボまたはシャム対照試験にしても倫理的問題はありません）。一方，単群
で実施する場合には，自然経過，または何らかの介入が入っているヒストリカ
ルデータとの比較になります。比較すべき自然経過やヒストリカルデータが論
文化されていないなら，前後比較試験で得られた結果を判断するために，ある
何かと比較して解釈（考察）することは難しくなります。

　疫学データは評価項目の設定根拠として重要です。あるいは，国内外の他施
設における類似研究結果との外挿的な比較となります。仮に自然経過やヒスト
リカルデータがないまま単群試験を開始する場合には，同時に後ろ向き研究な
どで比較対象データも集める必要があります。なお，左右ある臓器における左

右の比較試験では，疾患特異性などから左右比較の妥当性を判断します。

🔷　どう比較するか（見つめ方）？

　検査結果の値であれば，実測差（絶対値），変化率（相対値）のどちらを用いるかが重要です。プロトコルでは事前に，どう比較するかまで記載しておく必要があります。例えば，何かを減少させる研究を想像してください。開始時のベースラインが何らかの単位で平均 25，治療開始 1 カ月後が平均 21 だった際，4 の差に有意差があるかどうかを検討します。しかし，場合によっては，実測値で 31 が 27 になるのと 25 が 21 になるのとでは臨床上の意義が異なるかもしれません。そこで何％下がったかの変化率のほうがより有用かもしれませんし，あるいは変化量を例えば 7 と定義した「レスポンダー（効果が出やすい症例）割合」に意義があるかもしれません。

　そもそも p 値では意義までは問えません。有意差が出ればよいのではなく，その群間差が示す臨床上の意義こそが重要なので，どう比較するかは非常に大切となり，プロトコルに事前に記載しておく必要があります。モノサシを決めたけれど使い方は後で決める，一番よく見せることができそうな使い方で解析する，というのでは仮説検証に当たりません。

　同じモノサシでも，当て方で見えるモノが変わり，またモノサシの使い方がブレてしまうと，評価の頑健性が揺らぎます。

評価項目にある多様な位置づけ：臨床研究における調査項目（検査項目）は，Visit 表に載せる必要があり，項目によって位置づけ（狙い）が異なるので列記します。下記のように一様ではなく，目的によって評価項目は異なります。CRF（症例報告書）には記載すべき必要な事項となります。

　　①主要ならびに副次の評価項目
　　②安全性を評価するための項目
　　③研究体制の信頼性担保のための項目
　　④ベースライン特性を把握するための背景情報
　　⑤組み入れ症例の選択・除外の適格性を判断するための評価項目
　　⑥結果を後で解釈するための参考項目
　　⑦網羅的なトライアル項目

多施設共同研究の極意

◇ 多施設共同研究の実施には根回しが必要

　症例の組み入れスピードを上げるには，複数の施設で実施するほうが効率的なのは当然ですが，初めて臨床研究をする場合には，自施設だけで実施する単施設の研究から始めるべきです。なぜなら多施設共同研究の運営は非常に困難だからです。

　多施設で共同した臨床研究の実施にあたり，開始前に全参加施設の担当医が事前に集まり，擦り合わせをしておく必要があります。そうしておかなければ施設間差が生じるからです。なぜなら，どんな疾患であっても，A施設とB施設では，標準的な実臨床が異なり，選択・除外基準の解釈が微妙に異なることが少なくないからです。

　共同研究では，データマネジャーを含めたスタートアップミーティングが欠かせません。途中から意見交換をするのでは手遅れですし，決起集会的な要素もあるので，最初に実施します。いかなる臨床研究であっても，吟味して施設選定を行います。目標症例数に届かないため，途中から実施施設を追加する場合があります。参加者のやる気を促すことも，主導する研究者の重要な責務です。

　いつかはチャレンジすべき多施設共同研究ですが，単施設の研究を主導してからでないと無謀であり，他主導の多施設共同研究に参加して経験するのがお勧めです。

コツ　多施設共同研究は，単施設の研究を主導してから次のステップとして行うのがよい！

◇ 研究にはミーティングが欠かせず，agenda が要る

　スタートアップミーティング（キックオフミーティング）を行うのは，症例の登録やデータの入力方法の確認，特に組み入れ基準に関して施設間の解釈差を

極力減らす方策，顔を見せ合うことでモチベーションを高めることなどの狙いがあります。また，その際agendaは当然ですが，アクションプラン（AP）も必要になります。APは，「いつまで」に「誰」が「何」をするか明文化したものです。

　次回定例会までに，AP1：○△がシラバス素案作成，AP2：○○がレター（**図2**）の素案作成，AP3：△△がロゴ完成，といった感じです。

　スタートアップミーティングではなく，途中で実施する会議でも同様です。例えば，再投与基準を見直すなど，途中で実施する「臨時会」や毎月恒例の「定例会」においても同じです。資金援助を受けた研究であれば，提供している企業としては「監査に対応できる」ことが必須なので，スタートアップミーティングや定例会などのミーティングの履歴が必須です。

　この履歴とはagenda，当日参加者名簿，使用した配布資料，Q&A，さらに議事録になります。このような資料の準備・作成は契約してあるCROか，秘書に頼む，または自分で実施しなくてはなりません。研究では走りきれる覚悟と準備が必要です。多施設共同研究では，他施設における研究者を束ねる牽引力も必要です。

　なお，議事録はagendaに要点を箇条書きにして加え，アク

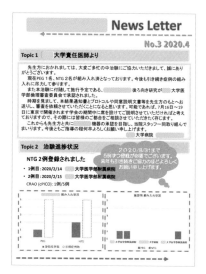

図2　**レター（例）**

知識メモ

agenda例：
第2回　ヘアド研究会　定例会議
【日時】令和2年2月29日（土）11時半〜13時半
【場所】ハナキ品川「ラシマ」（1F）東京都港区高輪1-○○-△
【出席者】…所属・敬称略
研究代表者：○○×××
調整部：○○○○　参加メンバー：当日用agendaに記載（50音順）
【配布資料】　第1回定例の議事録，再投与基準，運営マニュアル
【議題】司会　Aさん（○大学）
1. 第1回定例会議事録の確認
2. 名簿の確認および交代メンバーの紹介
3. 再投与基準に関して

ションプランをつけ加える感じです。治験でなければ，ボイスレコーダーなどで録音し全文記載する必要はないですが，要点をまとめたメモでよいので必ず残します。

🔷 多施設共同研究でのトラブルは皆でシェアする

　何度も強調しますが，自施設単独で研究を走らせた経験がなく，いきなり多施設共同研究を実施するのは困難です。被験者のみならず，参加する他施設の研究者にも負担をかけることになりかねません。一般に，多施設で実施する場合には，研究に対する研究者のモチベーションに温度差が見受けられます。多施設で共同研究を開始する場合に，他の施設を選択するのは主導施設の研究者の責務です。

　例えば，主導する立場にある研究者の同門，学会仲間などいわゆる友人がいる施設が選ばれたとします。運営体制上のトラブルが生じた場合は，研究者同士は知り合いなので穏便に解決できても，契約なので施設の事務方同士が尻ぬぐいする羽目になります。場合によっては，他施設との施設間トラブルにも発展します。そもそも，各施設で研究倫理に対する教育程度が異なることもありえます。

　多施設共同研究の最大のデメリットは，必ずトラブルが生じることです。何も起きないなんてことは皆無に等しく，何もないのは何も見ていないか，見ようとしていないだけです。多施設共同研究の肝である，「トラブルは逃げずにシェアするのが勝ち」を心がけ，怖がらず恥ずかしがらずにトラブルと向き合います。

🔷 施設の選定にこだわる

　多施設共同研究に参加するのは，大学だけではありません。治験ではクリニックの活躍も目立っています。治験ではバイアスを減らすため，重症化しにくい中程度に進行した症例が対象となり，生活習慣病やアレルギー疾患に関連した治験の対象は慢性疾患です。この点で，急性期病院である大学病院より，クリニックや市中病院のほうが治験の経験が多い場合もあります。大学では担当医の異動が多いことが，長期間の研究では問題になることがあります。

　先輩やOBが所属する施設も数多く，大学の中堅医師が主導する場合は，最

近のトレンド（研究環境の変化）などを擦り合わせておく必要があります。参加施設を考えるにあたっては，リクルート効率が重要で，患者が多い施設が候補になります。後輩だから，同門だから，海外留学以来の友人だからなどの理由で，施設を選定してはなりません。

　大学病院で多種の臨床研究がそれぞれ走っていて，治験までもが走っている状況では，すべての研究がリソースの奪い合いで進行していきます。参加する施設の環境も把握する必要があります。

🔲 評価機器の統一にこだわる

　難治性外来を有する大学病院などでは，実臨床でも遺伝的検査も含め最大限の検査を実施している場合があります。多施設共同研究でも，特殊な検査を実施する場合もありますが，そもそも計測する機器がないと不可能ですし，研究でしか用いないような検査機器がある医療施設は，大学病院以外には少ないと考えます。仮に，その珍しい検査装置があっても，スタッフが使い慣れていないと信頼性かつ再現性のある検査結果は得られません。見落としがちですが，施設ごとに機種が異なり，バージョンや検査モードが異なる場合もあります。

　施設間の差を減らすには，使用する評価機器の機種，バージョン，モードは統一しておくのが一案です。そして，限定された検査結果は，検査内容によっては，中央判定が望ましい場合があります。研究で必要な検査に慣れている施設を選択し，検査機種の詳細が統一化され，さらに第三者が独立して「同じ見解，判断基準」で判定（中央判定）していることが理想です。

　疾患の定義や関連用語も，多施設間で実施する臨床研究では，齟齬がないようにあらかじめ確認しておきたいものです。対象疾患の定義を筆頭に，施設間差が出ないように，前々から何度も「標準化」された擦り合わせが大切です。多施設共同研究を成功させるためには，参加する全施設が「ワンチーム」として構成されることが理想です。

🔲 研究分担者

　研究者リストに載っていない研究者が患者対応（説明など）するとプロトコル違反になるので，可能な限り大勢の研究者（臨床医）をリストに載せたほうが間違いありません。大勢といっても，施設内の倫理委員会が推奨する「臨床研究

研修」を修了した医師だけです。研究の途中で追加するには，再度倫理委員会承認のプロセスが必要で，フライングはできません。

　プロトコルが変更された場合，参加している他施設とリアルタイムに情報共有しないと，他施設で苦労して組み入れた最近の症例が，期間外登録に該当して，被験者の志に反した，不適正症例となってしまうこともありえます。

知識メモ

多施設共同研究のデメリットを避けるための準備：
・初めての臨床研究は単施設（自施設）だけで実施し，まず経験を積む。
・他施設の選択は，施設の研究体制を踏まえ，実施可能性から判断する。
・開始時のスタートアップミーティングで，施設間の足並みを揃える。
・定期レター通信を出し，広報活動に努める。
・計画段階から，他の参加施設と情報を共有する。
・トラブルありきで，施設間での風通しをよくする。情報共有を心がける。

プロトコルを支える標準化

　ここで，研究における標準化の重要性を解説します。多くの臨床医が嫌う標準化ですが，研究には不可欠です。

◉ SOP を意識する

　企業や行政，あるいは病院でも事務方には標準業務手順書（SOP）が存在します。臨床現場では「医師の裁量」が重要視されており，標準化の議論が遅れているため，診療に関する SOP は存在しないと考えますが，研究を行うためには SOP が必要です。研究における SOP の整備が遅れていても，研究に関する何らかの規定が必要です。施設にあるべきガバナンス（研究組織をオーガナイズする体制）においては，不正を摘発するというより，そもそも不正が起こらない土壌を作り上げることです。臨床研究では，後から研究不正の疑いがかからないようにすることが大事であり，「疑わしい工程を残さない」仕組みが信頼性を担保する体制です。監査のためには，適切な研究であった「証拠（履歴）」を残す必要があり，SOP がないだけで，監査上は「アウト」となってしまいます。

万が一のときの監査を意識する

　監査は，実態をリアルタイムで見学したり，見張りをするのではなく，証拠を調べに来ます。ですから，研究では「研究の質を示す証拠」を残す必要があります。関係文書が証拠となります。それらの書類が「鍵のかかる戸棚にファイリングされている」という事実が求められます。鍵のかかる戸棚に保管すべき臨床研究に関する書類としては，研究に関する SOP（標準業務手順書），当該研究の倫理審査委員会の承認書，研究実施計画書（プロトコル），全症例の同意説明文書（ICF），提出済（記録済）の症例報告書（CRF），モニタリング計画書および報告書などです。

　監査目線のコツとして，臨床研究は臨床と異なり医師免許があればよいのではなく，臨床研究に関する研修を修了していることがリクエストされるので，作業工程において，むやみに新入医局員には頼まないことです。

ドキュメント管理を意識する

　SOP など書類の標準化，共通のルールは多施設共同研究ではますます重要となり，主導施設としては参加施設のドキュメント管理も牽引する必要があり，そうでないとその施設のデータは使えなくなることもあります。いったん終了

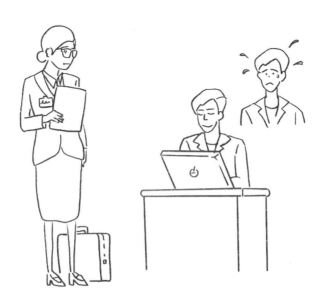

した研究でも同意書は保管する必要があります。担当医が異動したり，退職していても，残された者たちに責任が生じ，施設の責任となります。ガバナンスをかけ，施設として各診療科に啓発アナウンスし，確認し，管理することが求められます。同意説明文書を管理するポイントを**第4章（95ページ）**に記載していますが，研究を主導する者は他施設にも伝え，指導する必要があります。大事な文書が保管されていない研究に参加することは，法令などに抵触する研究に参加することに繋がってしまいます。

　また企業との契約研究であれば，契約書，企業やAROとのメールのやり取りなども，向こう10年くらいは残す心構えが必要です。研究者が退職し，関係者が不在になっても，後から監査が入る場合もあります。臨床医に馴染みの薄いSOPは，臨床研究では必須であり，SOPはアップデートするものであり，年に1回は，一堂に会して「読み合わせ」した履歴も必要です。以前，筆者が関与していた部署では，非常に多くのSOPが存在しました。SOPの表紙には責任者のサインが日付とともに必要で，プロトコルと同様に版がアップデートしていくものです。

　このように，計画段階には，実に多くの準備，整理など，研究開始前のストレッチ（脳トレ含む）が必要です。

私の「母校」PMDA　　　　　コラム

　医薬品医療機器総合機構（PMDA）は，新霞が関ビルにあります。筆者の配属時には，眼科，精神科，神経内科，麻酔科，整形外科，耳鼻科における開発が担当案件でしたが，臨床医の知らない薬事世界なので，ゼロからのスタートでした。何が一番よかったかといえば，人脈ができたことです。若手が大勢いましたが，皆が輝いていました。当時は約800名の職員が在籍していて，その半分以上が女性で，利発で真面目な方が大半でした。本書の協力者である許斐先生と櫻井先生にはPMDAがきっかけで出会いました。現在のARO協議会・薬事専門家連絡会の仲間たちの多くもPMDA時代の同僚です。PMDAにいた時にFDA（米国食品医薬品局）の長官とも親しくなりました。これらの経験からPMDAと聞くだけで，「あっち側の人」という壁を作らなくなりました。旗振り役，橋渡し役というのか，どちらのカルチャーにも共感できる経験は貴重です。PMDAから得た宝物は，その感覚とやはり人脈です。

第 **3** 章

承認を得てから開始する

　本章では，臨床研究をする上で必要な倫理観，資格，制度について解説します。臨床研究法，また CRB，jRCT，COI，ARO，POC についても詳しく触れています。

　プロトコルを作成する前から，遅くとも研究開始までに，正しい倫理観とは何かを認識する必要があり，倫理観について個人で判断してはなりません。ここが，不正に陥らない第一歩です。思いがけない不正への落とし穴は，あちこちにあります。誰も教えてくれなかった，多くの臨床医が知らない「臨床研究のモラル」が存在します。

　必要なのは，実施施設でのガバナンス体制の整備，次に，研究の倫理感を互いに確認して磨き続けるカリキュラムです。倫理感が備わっていれば十分なのではなく，常に高く維持するための教育環境がなくてはなりません。研究に参加する「資格」は得ましたか？　「資格」には永久版や自動更新などはなく，常に受講し続けることが求められます。

ガバナンスなき研究では研究者自身の身が危ない

　研究者本人に，研究を実施する上での責任が生じるのは当然ですが，研究を行う医療機関を管理監督する施設長（病院長）にも研究活動を見守る役目があります。その医療機関に所属する研究者が，万が一不適切な研究を実施した場合，施設長は研究を許可したこと，管理監督が十分であったか否かについて責任を問われます。研究者と施設が研究ルールを共有しながら，互いに教育し，施設の体制を整えた上で始めることが求められます。

🔷 研究者は所属施設の体制に依存する

　研究者は，個人で研究しているのではなく，あくまで，施設の一員として研究させてもらっているという意識が大切です。その施設の研究運営体制が万全でないと，どんなによい研究をしていても信頼性が担保されない時代といえます。研究実施に対し何らかの行政指導があった際は，その指摘を謙虚に受け止めます。その際，該当研究の問題だけではなく，施設のガバナンスが問題視されてしまいます。まず，全研究者に対し，注意喚起を促し，ガバナンスとして，指摘をクリアするために研究実施体制を見直すことに全力を注ぎます。「よその診療科の研究で，うちには関係ない」では，済まされないのです。

　ガバナンスとは，研究組織をオーガナイズ（統括）する体制のことです。通常，該当施設の最近数年間の，全臨床研究に対し内部調査するよう指導されます。ガバナンスがとれていないと，その施設で研究を行う他の研究者にも波風が立ち，組織のパンドラの箱が開いて，大問題に発展するかもしれません。研究者には，このような危機感を持つことも必要です。

　例えば，飛行機が不時着した際，その飛行機の問題だけではなく，滑走路や管制塔，機体の整備体制まで見直すと思います。そういうスタンスが正しいガバナンスといえます。研究における，ガバナンスは，管制塔ミッションにあたります。管制塔が機能していない施設で研究を実施するのは危ないと思ってください。

　出口は論文の公表で終わりではなく，豊かな未来へ繋がる成果となることが理想です。しかし「不時着研究」が目立つようでは，社会の役に立ちません。

正しく着陸できなければ，次に離陸できません。不祥事などの予期せぬ出来事に対して備えが必要です。個人個人が気を付けるだけでなく，研究機関全体として危機管理体制に十分気を配らなくてはなりません。

　ガバナンスの問題は，研究者個人で解決できることではありませんが，その施設が自分の研究を実施する上で，少なくとも不時着することなく安全に運行可能な状況にあるかを見極める「目」を備えておくべきです。

臨床研究ガバナンスのイメージ

　相応しいガバナンス（統括する体制）がイメージできないと，一方的に規制が強化されていると感じてしまいがちです。ガバナンスの備わった施設の持つべき理念は，右の 7 つといえます。ガバナンスは施設の執行部の責務であるものの，研究者も知っているほうが組織としてより強力です。

> **知識メモ**
>
> ガバナンスの 7 つの理念：
> 1. 施設全体として研究体制の整備に必要性を感じている。
> 2. 研究に対するモラル教育のための人材確保がなされている。
> 3. 研究上トラブルが生じても，組織のガバナンスで対応が可能である。
> 4. 必要に応じ監査されても問題がないように，関連文書を保管させている。
> 5. 論文と計画書や公開登録内容などに齟齬を生じさせないよう指導している。
> 6. 施設全体の共有のため，適宜，臨床研究情報を全体にフィードバックしている。
> 7. 第三者データ管理で，データマネジメントリソースがあてられている。

臨床研究における透明性の担保

　研究登録サイトに登録することによる公開性が，透明性を守ります。例えば，従来の UMIN や最近の jRCT は日本における臨床研究の登録サイトであり，世界に向けて広く情報公開しています。国際的には**第 1 章**で述べた Clinical Trials.gov が有名です。

　これらのサイトに登録した情報は，登録するだけではなくて，進捗状況を適宜更新する必要があります。研究が完遂した場合はもちろんのこと，万が一途中で終了した場合にも更新しなければなりません。

　これらのサイトは，登録専用として用いられているだけではなく，実施されている臨床研究の検索にも利用できます。一般の人でも閲覧できるので，担当

医の病院や医局のホームページを検索するような感覚で，興味ある疾患を検索している患者や家族もいるかもしれません。

監査では臨床研究登録番号も調査されます。これらのサイトに登録しないと，国際ジャーナルでは投稿してもアクセプト（受理）してくれない場合も増えつつあります。

🔷 臨床研究法時代の研究イメージ

スタートラインに立つためには，研究ごとに，最寄りの倫理委員会に申請しオーソライズ（承認）してもらう必要があり，勝手に開始することは許されません。また数年ごとに臨床研究研修を受け更新しなくてはいけません。自動車免許の更新と同様です。

自動車に例えると，さまざまな規制に対するナビ（道順案内）が ARO であり，ガバナンスを発揮し研究を管理監督する施設長や，被験者の安全性や倫理性を確認する倫理委員会の第三者評価がブレーキとなるべきです。臨床研究法をはじめとするさまざまな研究に関する法律は，ブレーキと捉えられがちですが，ブレーキではなく，道路マップあるいはガイドブックと考えるべきです。

臨床研究法の影響で，研究は一時的に縮小されると考えますが，それは，次にジャンプするためにかがみこんだ状態といえます。今までと同じやり方を続けようとする研究者では組織に不利益をもたらします。そのような研究者を少なくするのが大学や学会におけるガバナンスの役割です。

研究上のガバナンスは医療安全体制に結び付く重要な点であり，医療事故は臨床医や看護師個人の不手際で生じるものではなく，施設や業界全体の体制から生じるものであるとの認識と同じです。医療安全体制に対する考え方を，本邦の臨床研究業界に浸透させるために必要なのが PDCA サイクルです（詳細は**第 4 章，122 ページ参照**）。

臨床研究の底上げに繋げるようフィードバックし活かす材料として，それぞれの施設における臨床研究の実態把握が必要です。何らかの杜撰な研究があったなら，厚生労働省などに相談することも大事なガバナンスといえます。

監査に耐えうるための実施体制

 監査とは，臨床研究が施設や研究の手順に基づいて適切に実施されているかを第三者的に確認，評価するもので，品質保証 quality assurance（QA）のために行われます。品質を保証するものは，研究のプロセス管理であって，研究者単独で実施できるものではありません。

　倫理審査の手順，研究事務局での文書保管の手順，研究実施中に品質を損なう可能性がある事例への対応手順，有害事象報告手順の遵守状況など，監査の項目は詳細かつ多岐にわたります。そのため，監査の指摘に耐えうるためには，研究者はもとより，施設としてもプロセスが記録され，文書として残していることが重要です。倫理委員会での手順として説明するなら，委員の招聘のプロセスを確認する文書，審議にかけた資料，審議の議事録およびその公開手順などが相当します。いつ誰がどのように判断し，記録したのか足跡（ログ）を残すことが求められます。

　情報管理については，メモなど走り書きでは不十分で，個人任せではダメです。内々の資料やメモはあくまで内部資料とし，いつでも提出できるように終わった試験の情報も 10 年は保管しておくか，ログが残るシステムで管理します。医局内の事務員も慣れていませんので，研究者自身が積極的に吸収すべき知識です。

> **コツ**
> ログを残す！　監査に耐えられる体制での文書管理

多施設共同研究におけるガバナンス

　多施設共同研究の運営はさらに何倍も苦労が多く困難です。参加施設が複数ありミーティングを開催するような場合，まず事務局業務が煩雑になります。治験の場合，他施設への指導，説明，苦情対応，進捗管理などは，企業，外注先や施設内の他のスタッフが支援して実施する場合がほとんどであり，治験に携わる臨床医は負担が少なくなるよう配慮されています。

　一方，研究費の確保が難しい，いわゆる手弁当で行う多施設共同研究では，

事務作業を臨床医自らが実施しなければなりません。そうはいっても、臨床研究の難しさやコツを十分理解できていない臨床医がやみくもに行っても、現場を振り回し混乱させるだけです。実際には研究のコツを理解しているスタッフや、丁寧な事務局業務を行ってくれる ARO とともに、二人三脚で実施すべきです。

多施設共同研究で、参加施設の意識統一のため、開始前に各医療機関の関係者を集めた「スタートアップミーティング」を行う場合があります。ミーティングを通して、評価方法を統一すること、組入症例に施設間差が出ないよう、適格性判断基準を統一することなど、研究に携わるすべての者にきちんと研究の趣旨を理解してもらうことが重要になります。

施設間の差をできる限り少なくするには、プロトコルにおける安全性情報収集の工夫、全施設参加によるスタートアップミーティングの開催や定例会の運営による啓発と情報共有、モニタリングの実施が重要です。

参加している他施設から送られてきた症例登録票（**巻末付録，200 ページ**）に記載のある識別コードがカルテ番号そのものだった場合、個人情報保護の立場からも問題となります。想定される問題は事前に擦り合わせるか、第一症例目で早期に発見しフィードバックするというアクションが大切です。

リサーチに特化したスタッフの育成

特に多施設共同研究であれば、多様なトラブルに備えて、さしずめリサーチセクレタリー（造語）ともいえる者を雇用するか、医局の秘書を対応可能に育成するか、少なくともヘルプデスク的な窓口業務ができるスタッフが主施設に存在すると安心です。育成方法として手っ取り早いのは、医師主導治験のチームに参加させる方法があります。また、文書管理マニュアルがリスト化され一元管理的に整理されていれば完璧です。パスワードを忘れがちな臨床医よりも、専門スタッフに任せるほうが安心です。多施設共同研究では、研究者と事務局との隙間に落ちていくような業務が多くなります。自分の仕事ではないと押しつけあっては進みませんし、1 人で業務を抱え込むのは危ない時代といえます。

専門とする事務員を育成するのが最善ではないでしょうか。リサーチセクレタリーというスタッフは確立されていないものの、本邦の臨床研究では将来重要な役目になると思っています。

研究スタート前の工程と倫理の意識改革

苦手な工程管理，履歴管理，書類管理を克服する

　科学の発展に自由な発想はつきものですが，発想だけでなく，人類を救う成果物を得るには，「工程」が問われます。質の高い信頼できる研究ではその工程こそが重要なのです。研究も発想も自由ですが，ゴールとなる成果物にたどりつく工程にはルールがあります。

　研究者は，この自由でない部分（工程）を最初の段階から注意していく姿勢が肝心です。そこから外れる工程で実施しても，その研究成果は社会で信用されず，評価もされません。人類に役立つ発想なのに，社会に届けられないのは大きな損失です。研究では開始前の入念な準備が成功の鍵です。その準備したものを透明性の高い工程で進めることが重要です。成果物が製品ではなくデータという以外は，産業界のビジネスプランと同様です。臨床医が苦手とする工程管理，履歴管理，書類管理などが必要となっています。

工程よりもまず倫理

　研究に参加する患者を「被験者」と呼びます。被験者には社会の役に立つために，自らの意思により研究に参加してもらいます。臨床では患者，研究では被験者となります。臨床と研究は別世界で，臨床の延長上に研究を見据えてはいけないのです。患者は，治療における「リスク（危険）とベネフィット（恩恵）」の説明を十分に聞き，同意するかどうか判断し，患者はベネフィットを得ることができるでしょう。

　一方，研究に参加する被験者は，リスクは背負うもののベネフィットが得られるとは限りません。ベネフィットとしては，未来の似た疾患の患者，あるいは社会が得る部分が多く含まれます。被験者は社会ボランティアであり，被験者自身にはベネフィットがもたらされないこともあるので，被験者を大勢扱う臨床研究向けの空間は，一般外来よりも居心地がよい環境であるべきと，国際的には考えられています。研究を実施する研究者は，被験者の気持ちや，施設で研究に携わる部門スタッフの温度感に十分配慮してください。

法律も指針も，被験者を守るための掟です。守るべきは，データだけでなく，研究に参加している被験者です。社会のための研究計画であっても，1人の被験者も犠牲にしないという哲学が重要です。臨床研究に参加する被験者のことを，研究者がどれだけ考えているかが問われます。

被験者を守る精神を育成する例として，被験者保護の一環として臨床研究者がおろそかにしがちな3つのポイントを説明します。最も重要なことは，被験者保護の観点です。

🎲 被験者保護の感覚を磨くポイント

①研究中止はアナウンスする

好ましいことではありませんが，臨床研究は途中で終了する場合が少なくありません。継続できない場合，そのまま「強制終了」するのでは，被験者の志は無駄になります。その時は次に繋げる方法を検討します。実施可能性の見通しが失敗であったと真摯に対応し今後の糧とすべきです。黙って中止し，自分勝手にお蔵入りさせるのではなく，まずは潔く「見通しが甘く研究を中止しました」と公表する（真摯に謝る）スタンスを持つべきです。自分自身で反省し，研究チームで共有し，UMIN や jRCT などの登録サイトで途中終了を公開し，外来で会った際に参加してくれた患者には説明する姿勢が大事です。

結果が出ない，研究が途中で終わったとしても，被験者の志を無駄にしないために，研究の経緯はすべて公開する習慣が重要です。サイトに登録するだけでなく，登録内容をアップデートすることも必要です。なんとなく実施し，さりげなく中止するのでは，研究に参加した被験者への説明や配慮が不足していて，倫理感がない研究者というレッテルを貼られてしまいます。

被験者の志を重んじるのであれば，研究を継続できなくなることは，悔しく，耐えがたく，大いに反省していると伝えるべきです。研究上の道義的責任ですから，決して誤魔化さない姿勢を持ちましょう。

②ネガティブデータであっても公開する

研究にはブームがあり，同じような研究を計画する人は世界に大勢存在します。ある研究者が実施した研究で，結果が期待通りでなかった場合，なかったことにして蓋をしてしまうと，世界のどこかで同じような研究が無駄に繰り返

されることを野放しにしたことになります。研究者がネガティブデータを公表
（UMIN・jRCT 発表，論文化など）すれば，別の研究者は工夫することができ
ますし，同じ研究が実施されず，意義の乏しい結果を被る被験者を減らせるか
もしれません。

　臨床研究は公共財であり，研究者個人の興味本位だけで実施されるものでは
ありません。ですから，ネガティブデータを公表しない研究者は，研究にまつ
わる世界に対する配慮があるかないかが問われているのです。

③適切な被験者に参加してもらう

　国際的なルールとして，弱い立場の人（社会的弱者）に研究参加を呼びかける
のは，一般には不適切であることが知られています。ニュートラルな正しい説
明同意工程が存在しなくなるからです。すなわち，同僚，後輩，スタッフ，実
習の学生，企業のスタッフなどを，特別な理由なくして，安易に被験者にして
はいけません。手っ取り早く，頼みやすい立場の人を使って研究することは適
切ではないのです。あまり知られてはいませんが，大事な研究マナーの１つで
す。現代では強要と取られかねず，アカデミックハラスメントに該当するかも
しれません。

他にも持ちたい倫理観

　研究上大切な倫理観には，他にもいろいろあります。例えば，研究では統計
学的に必要な n 数（研究で必要な被験者数）があります。実施可能性を考慮し
て最終的に判断します。大規模スタディのエビデンスレベルは高いので，大勢
で実施するのが大事という既成概念がありますが，多ければよいという単純な
ものではなく，完遂できることが大事です。

　さらに倫理的側面では，n が多ければ多いほどよいということにはならず，
むしろ逆です。研究は侵襲行為，犠牲精神の上に成り立っています。いうなれ
ば，研究に携わってくれる志の高い被験者はできるだけ少なく，かつ一刻も早
く新しい治療が臨床現場で展開されるほうが，世のためにはよりよいのです。
したがって，研究を盛って，いたずらに被験者人数を増やすのはやめましょう。

　科学的に正しくても，途中で研究を放棄し，被験者の安全性と倫理観を最優
先として救済すべき瞬間もあります。例えば，安全性上のリスクが明らかにな

ることや，プラセボ対照の研究で実薬に明らかな効果が見つかり，プラセボ継続が倫理的に間違っていると判断する場合です。研究を台無しにしてでも被験者を守る瞬間があることも知ってください。

研究中止やネガティブデータも正しく公表する！　被験者の安全性と倫理性の確保が最優先

各種の倫理委員会について

いかなる研究でも，その計画は事前に，倫理的＋科学的に判断され承認してもらう必要があります。

　計画している研究の，倫理性および科学性の判断は，第三者評価委員会として，各種倫理委員会で審議されます。学術活動には倫理委員会の承認が必須であり，抄録や論文の投稿の際の必須事項です。施設によって倫理委員会の数は異なると思いますが，本書で取り上げるのは実臨床の倫理委員会ではなく，研究に対する倫理委員会であり，学術活動に対する審査，承認に関わります。

　臨床と研究は異なります。倫理委員会には要件があり，構成メンバーや開催頻度（活動性）などには条件があります。倫理委員会の裏付けがない学会活動や研究論文は御法度です。倫理委員会すら通さずに学会発表してしまうのはいけないのです。「前に先行研究の倫理審査は受けたから，関連する今回の研究も問題ないだろう」といった倫理委員会承認を拡大解釈して使い回すのは危険です。

　今回の研究は，確かに前回の研究に似ているかもしれませんが，目的や対象が微妙に異なる場合には，別の研究として倫理委員会で審議された上で，改めて研究上の同意を取得すべきです。目的が少しでも異なると，それは別の研究となります。その都度，倫理委員会にかけるのが，研究者自身や実施施設のためには身を守ることとなり，倫理委員会承認のない研究論文は，論文撤回またはアカデミックキャリア崩壊につながるかもしれません。

　1つの発表（1つの論文）には，一対一で対をなす倫理委員会の後ろ盾（目

的ごとにその都度必要）と，唯一無二の同意書が必要です。同意説明文書は，得られたデータを，研究活動に使って発表するという同意書であり，臨床上の同意とは別途必要で，別のいろいろな研究で使い回すことは御法度です。

1つの研究に1つの審査が原則！

臨床研究法に目を向ける

　臨床研究法は煩雑な法律で，研究が実施しにくくなったという声も聞きます。研究環境が整備されないまま臨床研究法が施行され，現場は迷走しています。しかし，施設ごとに急ピッチで体制整備がされつつあり，今後どの医療機関でも臨床研究法を踏まえた研究が実施できる環境ができてくると期待されます。時代の流れに遅れないように，研究スキルをアップデートしたいものです。臨床研究法に合わせ自分もアップデートしていかないと，アップデートした他の研究者から水をあけられ，いつの間にか常識に追いつけなくなります。そうならないために，まず規制の大まかな枠を示します。

臨床研究法の位置づけ（臨床研究に対する規制の枠）
・人指針：介入なし（観察研究）
　　　　　介入あり（侵襲なし，軽微な侵襲，侵襲あり）
・臨床研究法（以下で解説）
・薬機法（旧薬事法）：治験

　本邦では2020年3月現在，上記の3つの規制の枠がありトリプルスタンダードといえます。一方，ゲノム，再生，先進などに対する規制はまったく別の観点からなされ，例えば，再生医療等製品を用い（A），先進医療（B）で，特定臨床研究（C）を実施する場合には，A，B，Cそれぞれに対する規制が関与します。本書は，治験以外の臨床研究に的を絞っています。すでに治験に対する成書は充実しているので，別書を参考にしてください。

なお，侵襲(性)に関しては，**第4章**のモニタリングの解説を参照してください。

🔲 臨床研究法のグレーゾーン
臨床研究法における「適応外」の解釈とは?

適時改正されるかもしれない臨床研究法ですが，身に着けたいポイントはさほど変わらないものです。「医行為」を伴う臨床研究で，以下の2つのいずれかに該当するものを，「特定臨床研究」と呼びます。医行為とは一般的には，医療行為のことで，医師の判断と技術がないと人体に危険を伴う行為のことです。

A. 未承認または適応外の医薬品等(医療機器や再生医療等製品等を含む)を用いる研究
B. 製薬企業などから資金提供を受けて実施する研究

実はこの「特定臨床研究」に該当するか否かの判断がなかなか難しいです。特にAの「適応外」の解釈が非常に曖昧で，「グレーゾーン」が多いです。このグレーゾーンをきちんと判断することが必要です。Bは資金提供だけであり，物品や人的共有は含まれませんが，利益相反(COI)としては含まれます。

治験ではない臨床研究で，未承認の医薬品や医療機器を使用し実施することは少ないので，多くの場合は医薬品などの「適応外」使用に該当する研究を指します。「適応外」とはその医薬品などの添付文書にある記載事項から外れることです。さて，治験から得られた結果を反映するのが添付文書(package insert または labeling)ですが，リアルワールドの項でも前述したように，治験ではごく限られた対象に絞って，有効性と安全性を確認することが目的となり，臨床で想定されるあらゆる状態を検証することはできません。例えば，85歳と高齢であったり心不全の既往がある場合には治験に登録できないことが多いです。なぜなら治験で見たい有効性や安全性に大きなバイアスが生じる可能性があるからです。しかし，実臨床では85歳の患者も，心不全の既往がある患者でも，使用することができる医薬品は少なくありません。

市販後に，治験では見られなかった実際の臨床上の有効性と安全性を観察す

る研究は，市販後調査 post marketing survey（PMS：第 4 相臨床試験）とも呼ばれますが，これらは保険診療上では適応外とはいいません。なぜなら，添付文書に記載している文章を確認すればわかると思いますが，記載されている事項は臨床で使いにくくならないよう，文言を単純化する工夫がなされています。使用制限をしないよう，なるべく形容詞を使わないように記載されています。

　しかし，臨床では保険の適応内で用いていると判断しても，有効性を検討する研究では，適応外とされる場合があります。臨床研究法上の「適応外」には添付文書の用法用量から外れる場合（増量だけでなく減量しても），特に抗がん剤領域の研究では，該当してしまうこともあります。

　疾患領域で異なる解釈があっても不思議ではないので，「適応外」の判断に関しては，厚生労働省と各学会が意見交換していくべきです。添付文書の解釈とは，添付文書から読み取れる拡大解釈ともいえます。例えば専門家が多数集まって構成されている学会や業界が，そのように読み取れるか否かで判断されるべきであり，個人が解釈することではありません。臨床上の適応外とは添付文書でほとんどの人が読み取れる範囲の使用法から，逸脱した場合を指します。

　臨床感覚ではなく，研究上，あるいは臨床研究法上の「適応外」を解釈することが求められています。

臨床研究法における「観察研究」とは?

　目的が予後の評価であり，すでに介入されている被験者を途中から，何の制限もせずに非介入で観察するのは観察研究ですが，観察結果がフィードバックされ，実臨床から外れる医療行為があると介入研究で，場合によっては特定臨床研究となります。観察研究であるとの頑健性を担保したいのであれば，2 つの研究に分けることも検討すべきです。

　これらは，研究者がどう思うか以上に，プロトコルではどのように読み取られるかが大事です。ですから，各プロトコル上の記載で，誤解を生まぬように整理する必要があります。要するに，寄与度の問題であって，特定臨床研究であると判断しなかったとして差支えのない根拠を示すことです。行政的には「なんでもかんでも臨床研究法」のような藪から棒な判断はしないように配慮されています。

　他にも，臨床研究法上の「手術・手技の概念」，「サプリメント」では，臨床

的な解釈とは異なる場合があります。厚生労働省ホームページでは，臨床研究法 Q&A が掲載されているので，そちらを閲覧すると，臨床研究法がいかに解釈の幅が広いものかを理解できると思います。また，より専門的には，厚生労働省の臨床研究法担当部署，地方厚生局，各都道府県の薬務課などと直接相談するほうが無難かもしれません。

　いずれにしても，解釈がグレーな案件は結構存在し，その場合，解釈の論点のログを残すのがコツです。検査機器の性能比較試験は医行為ではありませんが，効果を見ようと診断根拠や開発的な目的が見え隠れすると特定臨床研究と判断されることが少なくないのです。また手術そのものの有効性を見るプロセスに影響する適応外の医薬品があり，その医薬品の評価を謳っていると，特定臨床研究と捉えられます。

　グレーゾーンの解釈は，似たような研究だからといって一律に決まるものではなく，それぞれの研究プロトコル上での扱いに応じて，個々に判断される必要があります。それぞれの診療分野の意見を尊重し，その上で認定された倫理委員会が判断すべきです。しかし，倫理委員会によって判断が異なることもありえます。

◎ 認定臨床研究審査委員会（CRB）

　倫理委員会について掘り下げます。臨床研究を実施する場合，それぞれの施設の倫理審査委員会で審議され，施設として承認された場合に限って実施可能となり，IRB（institutional review board）と呼ばれることが多いと思います。日本語にするなら「施設ごとの倫理審査委員会」となります。今回の臨床研究法では，厚生労働大臣に認定された倫理審査委員会として「認定臨床研究審査委員会」が設置され，他の施設の研究も審査する業務を担うことになります。これは認定を意味する英語である "certified" から CRB（certified review board）と呼ばれます。

　CRB は 2020 年 1 月現在で約 100 施設あります。本邦ですでに存在している IRB は 1,600 ～ 1,700 あるといわれていて，大部分が CRB になるのは難しいのが現状です。これにより，自施設の臨床研究のうち，特定臨床研究については，IRB で審査することは困難になりました。よい研究を計画しても，審査するのは自施設の倫理審査委員会ではなく，より研究の体制が整った施設で審

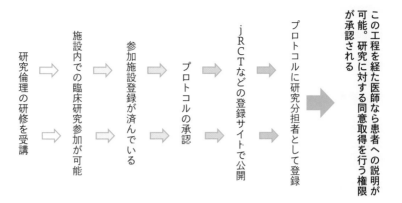

研究倫理の研修を受講 ⇒ 施設内での臨床研究参加が可能 ⇒ 参加施設登録が済んでいる ⇒ プロトコルの承認 ⇒ jRCTなどの登録サイトで公開 ⇒ プロトコルに研究分担者として登録 ⇒ この工程を経た医師なら患者への説明が可能。研究に対する同意取得を行う権限が承認される

図1　他施設主導の臨床研究に参加するための工程

査を受けるといったことが求められていく時代なのです。反対にCRBを有する施設では，自施設とは無関係な他施設の臨床研究プロトコルを審査することになり，多くの業務を抱えますます多忙となります。

　プロトコルのクオリティ（質）は，研究施設によって異なり，CRBの体制が軌道に乗るには時間がかると思います。他施設主導の研究に参加する場合（**図1**）には，例えば「臨床研究の標準業務手順書（SOP）に自施設以外の倫理審査委員会に審査依頼することができる旨の記載はあるか」，「利益相反に関し申告内容の確認管理や書式作成などの体制は整備されているか」なども問われます。この点，他施設主導とはいえ，その主導施設に完全に任せきりとはいきません。

🔷 特定臨床研究の必要な手続き：申請シミュレーション

　この特定臨床研究では，CRB審査手数料が安くないことで腰が引けることもあるでしょう。さらに必要書類が多くあることに心が折れると思います。そこで，申請書類アレルギーを緩和するために，模擬申請してみましょう。

　まず，最寄りのCRBのホームページをブックマークして，そこにある説明や雛形を見慣れることが第一歩です。できれば何箇所かのCRBのホームページを見比べるのも一案です。続いて厚生労働省のホームページにある臨床研究法サイトにある臨床研究法Q&A「臨床研究法の施行等に関するQ&Aについて」に目を通しておいてください。

　この段階から，医局の秘書など，事務方に手伝ってもらうのがお勧めです。コメディカルや大学院生や研修医にも手伝ってもらいましょう。研究者が1人で準備し，審査を受けるのはとても困難です。ARO がある施設では，ARO 職員にエスコートしてもらうことは可能です。

　さて，秘書などを味方につけたら，次に，jRCT のホームページをブックマークします。拒絶反応が出ないように，馴染みを持つことから開始しましょう。ブックマークしたサイトに見慣れたら，次は COI 書類の準備に取りかかります。契約書類なので研究者だけでは困難で，施設の経営課，企画課，経理課などと連携するしかありません。多施設共同研究であれば，COI の書類が，A〜E の5種類が必要で相当のボリュームとなります。その前に，各研究者が在籍している各組織の COI 委員会において，COI 申請書類をオーソライズ(決裁)する必要があります。

　ここまで何とかイメージできたら，次の様式を揃えましょう。すなわち，審査依頼書，実施計画(モニタリングやデータマネジメント部署に，認容可能な代表者名が必要)，COI の A to E，プロトコル，同意説明文書(IC)，研究分担者リスト，研究で用いる医薬品や医療機器の概要書，疾病が発生した場合の対処手順書，全種類の症例報告書(CRF)，モニタリング計画書，統計解析計画書(SAP)，健康被害補償手順書です。特に COI，モニタリング計画書，SAP のハードルが高いと思います。

　ところで，実施計画には，例えばデータマネジメント部署の責任者名などを記載しますが，データマネジメントのスキルがある証拠が必要です。モニタリング計画書や SAP は専門家しか作成できません。各種手順書や補償手順書は，各施設の事務局に存在するかどうかです。このように研究者個人でどうにかできる範囲を超えていて，ARO か，臨床研究外部委託業者である CRO と連携しないと困難です。各医局秘書に手伝ってもらうのも一案ですが，施設全体で1人は専属スタッフを雇用(育成)することがお勧めです。

　様式よりも実態こそが大事

　審査には書類を整えればよいのではなく，研究を行うための事務局やサポート部隊として実態があり，かつ機能しているという実施体制こそが肝心です。特に治験を含む臨床研究を実施している間に有害事象が発生した場合の対応が

肝心です。有害事象や疾病などの報告には厳密な報告期限が定められています。疾病等の報告に対するフローは治験と同様で，場合により 7 日以内に PMDA に報告するイベントもあります。発症した疾病の定期報告についても油断できません。

　厚生労働省ホームページの臨床研究法「その他参考資料」における「臨床研究法の概要」にある「疾病等報告の報告対象と報告期限」の表を掲載します（**表 1**）。

表 1　疾病等報告の報告対象と報告期限

				PMDA	委員会	定期報告
未承認・適応外	医薬品等	未知	死亡	7 日	7 日	○
			重篤	15 日	15 日	○
			非重篤		定期	○
		既知	死亡		15 日	○
			重篤		定期	○
			非重篤		定期	○
	不具合（医療機器，再生医療等製品）	未知	死亡のおそれ		30 日	
			重篤のおそれ		30 日	
			非重篤のおそれ			
		既知	死亡のおそれ		30 日	
			重篤のおそれ		30 日	
			非重篤のおそれ			
既承認	医薬品等	未知	死亡		15 日	○
			重篤		15 日	○
			非重篤		定期	○
		既知	死亡		15 日	○
			重篤		30 日	○
			非重篤		定期	○
	感染症	未知	死亡・重篤		15 日	○
			非重篤		15 日	○
		既知	死亡・重篤		15 日	○
			非重篤		定期	○
	不具合（医療機器，再生医療等製品）		重篤（死亡含む）のおそれ		30 日	
		未知	非重篤のおそれ			
		既知	非重篤のおそれ			

〔厚生労働省．臨床研究法の概要《https://www.mhlw.go.jp/content/10800000/000460132.pdf》（2020 年 2 月閲覧）より〕

　報告先には治験並みに，委員会と定期報告以外に PMDA があり，報告リミットとして，7日または15日という縛りがあります。30日の場合もあります。既承認品目とそれ以外で大別されています。報告を怠るまたは遅延すると法律に抵触するので注意が必要です。

　不慣れな研究者が一番注意すべきは，重篤な有害事象 severe adverse event（SAE）に対する意識です。対象疾患によっては，原疾患のためにもともと重症であり，少しでも悪化すれば簡単に SAE に該当します。治験に精通していない研究者は，CRB 事務局と連携しないとその意識を簡単に忘れてしまうと思います。

　機器における「不具合」とは，被験者（患者）以外に，器具を用いる医療スタッフ側などの周囲の人に発生した場合も対象ですので，こちらも注意が必要です。安全性報告義務のアクションを知らずに臨床研究することは危険な時代です。関連して，健康被害保険に加入する必要もあります。書類が完璧であっても，実態がなく，ゴースト部署があれば，イザという際の対応が後手後手になり，非常に危しい環境といえます。実態がないのなら，実態ができるまで待ってください。

jRCT の利用方法：まず，手順に従ってアカウントを作成します。プロトコル骨子が完成したら，ログインし，必須事項を入力開始できます。この際，実施計画（省令様式1）を Word 版で作成すれば，作成工程を適宜研究チームでシェアできますが，jRCT ではプルダウンで選択する箇所もあり，慣れれば，プロトコルの修正に並行して入力していき，一時保存してから様式1を PDF 化する方法が早いと思います。入力内容確認画面で「登録」を押さなければ，仮入力段階なので，何度でもアップデート可能です。使用するパソコンによってはエラーが発生することもあるので，こまめに一時保存すべきと思います。なお，コード入力の際に必要な MeSH（メッシュ）は，Medical Subject Headings の頭文字であり，米国国立医学図書館による生命科学用語集です。

　この jRCT に登録すれば，国際ジャーナルに投稿が可能になり，また医師主導治験でも，特定臨床研究以外の観察研究でも，jRCT に登録できます。特定臨床研究の場合は，jRCT に登録後，印刷し，厚生局へ郵送が必要ですが，特定臨床研究以外の臨床研究は，郵送工程は不要です。

定期報告:特定臨床研究では，認定倫理審査委員会ならびに地方厚生局に対し，1 年ごと，2 カ月以内の定期報告書の作成が必須です。疾病などの発生状況およびその経過の記載もあります。最寄りの倫理審査委員会事務局と連携すべきですが，診療科で 1 人は，臨床研究法に精通しているほうが安心です。

🔷 クエスチョンに応えるには観察研究か介入研究か？

　臨床研究の多くは観察研究だと思います。例えば，新規内服剤の効果について，治験で実施していないような最先端画像装置で経過を観察（フォロー）する類の研究です。あまり知られていないバイオマーカーで検査する研究も該当します。前向き研究であっても，投与薬剤の効果そのものを検討するのではなく，疾患の病態や発症機序を調査するものであり，機能と形態との相関を調査して病態を解明し，画像やマーカーなどの「モノサシ」の性能を比較する場合は，観察研究といい切れると思います。**第 1 章**で前述した P 系研究です（**3 ページ**）。

　ここで注意したいのが「観察研究風に」記載していて，本来治験で確認できなかった対象で適正医療を目指す，市販後調査的な「侵襲・介入」の臨床研究を安易に進めたい「介入グレー」の場合です。意図的確信犯ではなくとも，倫理的にマズイということです。この「観察研究らしく」修飾したプロトコルでは，参加する被験者（患者）への説明内容が不十分なままで同意を得ている可能性があります。これでは，臨床研究法や人を対象とする医学系研究に関する倫理指針（人指針）を遵守していないばかりか，興味だけで勝手に人に対して実験していることになりえます。

　言葉が乱暴と思われるかもしれませんが，被験者保護こそ規制の最大の目的なので，間違っても「実験」と呼ばれないための隅々の配慮が求められます。臨床の疑問に対する研究成果は，人類や社会のために還元すべきであり，安易に観察研究に逃げるのはよくありません。

　観察研究に踏みとどまる，あるいは観察研究だと主張する前に，目的を達成するには，観察研究で問題がないのか熟考すべきです。そして，目的を果たすには，介入研究のほうが観察研究よりも適していると判断される場合であれば，躊躇せず，時間をかけてでも介入研究を実施すべきです。観察研究の枠で承認が得られる研究に最初から限定して，テーマを模索するのでは本末転倒です。

🗍 臨床研究法の行方について意識する

　臨床研究法で定められた「努力義務」の臨床研究に該当するかどうかのボーダーラインは，数年後に変更されるかもしれません。臨床試験法といわず臨床研究法という所以は，いずれ前向き観察研究にもその効力がかかる道筋が用意されているからとも考えられます。現時点におけるボーダーラインを知ることは，臨床研究を理解する上で重要です。観察研究であろうと介入研究であろうとデータマネジメントの「いろは」は同じで，倫理的観点も同じです。プロトコルと同様に規制もアップデートされるので，受け手の我々も体制に反映させなくては業務を遂行できません。まずは情報の共有から意識していきましょう。

　新しい，正しい情報を知るには管制塔役をこなしている ARO に聞くことです。一般論を聞いてもあまり役に立ちませんので，最低限の計画を持って，事前に相談に行きます。最初からプロトコルを練っても，初心者では振り出しに戻る場合が多いと思って下さい。外部 ARO に照会する場合は，契約，守秘義務，コストがかかります。PMDA は治験に関する相談窓口に徹しているものの，臨床研究に対しては，その先に治験を実施することが前提で，その上で臨床研究に対して助言をするかは隙間の案件に該当します。案件によっては PMDA に相談することも可能であると思います。

　臨床研究法の施行以前から実施されている臨床研究が，法の対象に該当する場合，経過措置として，2018 年度内に臨床研究法に対応する猶予が与えられていました。研究の進捗状況により審査内容が異なりますが，新規の研究で準備する書類とあまり変わりません。すでに動いていて，プロトコルの骨子は変更できず，変更可能な体制箇所をアップデートすることになりました。

　その際，従来の IRB では要求されていなかった幾つかの書類を準備することになりました。審査する側もされる側も初体験でしたので，スムーズに進めることは困難でした。しかし，いきなり新規研究に挑むよりも，経過措置の期間中に対応することで経験値が上がったと考えられます。全国 1,000 件以上の研究がこの期間中に対応されました。

　経過措置期間が終了したので，これから徐々に新規申請が増えると思います。新規案件も増えてきた CRB もあります。特に，対応経験のある研究者，対応経験の多い施設に期待が集まります。文句が発せられながらも，すでに対応した研究が数多く存在し，すでに臨床研究法に慣れてきた研究者がいるというこ

とです！

◉「jRCT」を用いて研究のトレンドを検索する

特定臨床研究の登録サイト「jRCT」をむしろ検索サイト（https://jrct.niph. go.jp/search）として利用してみませんか？　2020年3月時点で検索すると，特定臨床研究としてCRBに認定された臨床研究（大部分が経過措置から移行した研究と思います）の数と，それぞれの研究における実施体制（監査されても実施可能であるかの観点で，特にモニタリングならびにデータマネジメント担当部署）が見渡せます。どこのデータ入力システムを利用するか細かい記載はないものの，データマネジメントを担当する部署は公開されています。

jRCTのホームページで実施医療機関名を例えば「A大学」と入力すると，「A大学で実施している臨床研究」のリストも閲覧可能です。公開情報なので見ないでいるのは損です。疾患名で検索すると，自分の興味がある領域で特定臨床研究に該当しているものがどのような研究なのかを把握することが可能です。CRBは全国に約100施設あるので，認定倫理委員会とはいえども，各CRBで意見の分かれることもあるでしょう。しかし自分たちと類似した研究数件が，すでに特定臨床研究として登録されている場合には，自分たちの臨床研究は特定臨床研究に該当しないと言い切ることは難しいでしょう。トレンドを調査して情報収集することが重要です。

臨床研究法に対応可能な運営体制としては，データマネジメント，モニタリング，統計解析者などが必須であり，jRCTのサイトでは部署と責任者名が公開されています。監査には，これらの体制で必要に応じて対応することになります。それぞれの部署の標準業務手順書（SOP），責任者の教育研修履歴，計画書から報告書までの，運営履歴（議事録を含む）に関する書類も必要です。

なお，厚生労働省ホームペー

知識メモ

jRCTで検索するときに理解しておきたい点：
- 検索した日により件数が変わる（徐々に増加する）。
- データマネジメントやモニタリングの記載がない場合もある。
- 一部，医師主導治験が混在している（治験の登録は可能だが必須ではない）。
- 再生医療等製品の登録もある。
- すでに終了しているものも少なくない。
- UMINとの掛け持ち登録もある。
- 「努力義務」研究は，非特定臨床研究として登録されている。

ジの臨床研究法のサイトに「模擬審査の研究計画書例」があり，認定委員会の審査資料一式の雛形（https://www.mhlw.go.jp/content/10800000/000495677.pdf）が掲載されています。CRB のホームページと同時にこちらも参照すればより万全です。

利益相反マネジメント

　研究分野における利益相反 conflict of interest（COI）がクローズアップされてから，ほぼすべての学会抄録登録の際に，COI に関する登録が義務化され 10 年以上が経過しました。研究に関連した COI とは，かなり奥が深く，複雑です。学会などの発表を聞いていますと，「COI があるとなにか悪いことをしている」ような風潮がありませんか？

◈ COI に悪いイメージを抱くのは間違い

　よくある間違いなのですが，ある研究者と利益相反関係にある者との間に何らかの関係がある（COI がある）こと自体には，実は何の問題もありません。むしろ一流研究者には COI があって当然であり，「ない」といっているほうがおかしいのです。要するに，COI は適切に公表し，COI を見える化することが大事です。

　また，COI は資金提供以外にも発生する場合があり，例えば試験の統計解析を企業に依頼するなど，人手を借りて研究を実施する場合には「COI の見える化」をする必要があります。臨床研究法は，この研究に関する COI にも踏み込んだ法律です。企業から提供を受ける内容には，医薬品や医療機器，資金，人手などのリソースがあります。企業から支援を受けることは悪いことではありません。

　COI のマネジメントとは，研究資金の流れの一元管理，具体的な企業の関わり方の公開性，学内外に対する透明性の確保，研究費の管理など，何年もかけてオーガナイズする体制であり，学会発表や論文投稿時にだけ問題視することではないのです。

🔷 ゲルシンガー事件を再び起こさないために

　世界の臨床研究倫理観，特に COI に大きな影響を与えたのが，米国のゲル
シンガー事件です。18 歳のゲルシンガー氏は，オルニチントランスカルバミ
ラーゼ欠損症という難病を患っており，ペンシルバニア大遺伝子治療機構にお
いて 1999 年実施された臨床研究に参加しました。彼の担当医が，実は遺伝子
医薬品の開発ベンチャーの設立者でもあり，大量株を持っていて巨額の利益が
見込まれて焦ったためか，十分なインフォームド・コンセント（説明と同意）を
得ることなく，参加基準に満たない氏を研究に参加させ死亡させた事件です。

　この事件が明るみになり，研究のインフォームド・コンセントにおける
COI 申告の必要性や，研究施設としての利益相反管理の重要性が見直される
こととなりました。

　臨床研究は広義の人体実験です。見込みがあっても，真の効果がわからない
から研究をするのであって，実験に違いありません。日本の旧陸軍やナチスド
イツの人体実験などの人類史上有名な人体実験と同じではありませんが，一歩
間違うと危険であると認識すべきです。臨床研究を実施する関係者は過去の過
ちを深く勉強し，自分自身ならびに研究実施施設全体の倫理観を常にアップ
デートする慎重さが必要です。

　研究者個人の研究資金は，ジャーナリズム精神から，国内では一部有志のサ
イトなどで誰でも検索が可能な時代です。また，COI は個人のみならず，施
設にも発生し，施設には研究審査と研究管理の能力が求められます。そもそも，
最近の研究は，寄付金では実施できず，何らかの契約が必須です。

　契約研究の種類は，医師主導臨床研究（IIT），共同研究，受託研究の 3 種類
です。このうち IIT では企業責任は発生しにくいですが，共同研究だと企業責
任が発生するので，投資として数倍の資金が必要になると考えられています。

知識メモ

奨学寄附金制度：
・企業から使途制約がない条件で寄付される。
・間接的なプロモーションと考えられており，
　最近では推奨されない。
・研究モラル上は何にでも使えるのではなく，
　使用目的が制限されるべきもの。

論文投稿における COI

OUT　監査目線の COI を理解すると，「実施してはログを残す」ことの繰り返しが肝心であることがわかってきます。臨床研究では役割分担が大事で，企画（プロジェクト企画と資金調達），計画（プロトコル作成），集計（データ収集），管理（データ管理），解析（データ解析），解釈（ディスカッション），執筆（和文，英文），レビュー（校閲），最終判断（オーソライズ），それぞれの工程を誰が行ったかが重要です。

　著名な英文雑誌では ICMJE（医学雑誌編集者国際委員会）のリクエストに準じることが求められるようになり，世界中の英文雑誌が参考にしつつあります。ICMJE としての 6 つポイントは，authorship（著作者），acknowledgement（謝辞），contributors（投稿者），corresponding author（責任著者），COI disclosure（COI 開示），role of funding source（資金源の役割）で，掲載論文に対しジャーナルには責任はないとされています。

　COI の詳細を公開するのは，研究結果の解釈に，ニュートラル性および頑健性を担保するためです。COI は生じても問題なく，隠すことや伏せることこそ悪になります。COI の見える化を進めましょう。

知識メモ

COI の公開ステップ：
・資金提供者をプロトコルに記載→説明同意書に記載→さらに論文に記載。
・資金のみならず労務提供もプロトコルに記載して公開しないと隠蔽と見なされうる。

研究者になるには施設内の許可証が必要

　研究する気合は大切ですが，これから行う研究は「未知の世界」なので，やる気と熱意だけでスタートを切ることは危ないということを知ってください。臨床医が「効果がある」と考えている治療法には必ずリスクも伴います。その

効果が増えれば増えるほど，リスクも高まります。研究を行う前の準備が重要で，これなくしては研究の成功はありえません。

　新しい治療法や評価方法を臨床で試すというのは，ある意味「人体実験になりえるような行為」といえます。入念に準備を行い，臨床研究を実施するのに必要な「研究免許」なるものを取りましょう。「研究免許」に準じるものは，各医療施設にはあるはずですので，一度確認してください。現時点では，施設ごとに呼称は異なりますが，「臨床研究研修制度」などの研究免許に準じる体制がなければ，その施設で研究はできません。施設内のシステムではなく，外部の教育研修eラーニングや外部研修でも結構ですが，施設として研究免許に準じる体制を管理する必要があります。

　研究をフライト（飛行）に例えてみます。機体の整備，燃料の補充，スタッフ確保，そして乗客の安全確保など，入念に準備を重ね，飛行機は乗客を目的地まで運びます。「出発まで時間がないので整備が完了していない機体に乗ってください」といわれても，その変更した飛行機に乗りますか？

　研究はフライトと同じで，離陸準備に相当時間をかける必要があります。研究したい熱意も大事ですが，さまざまな準備作業を済ましてからでないと，適切な研究を開始することはできません。そもそも魔法の治療法はないので，有効性を示すことは容易ではなく，また，いちかばちか試すことは無鉄砲といえます。計画の準備に時間をかけずに成果を上げることには無理が伴います。

　「現場の発想」は貴重なもので期待したいのですが，「思い込み」かもしれないという真摯な姿勢こそが，真の研究者としての成功の鍵です。

🔹 プロトコルに登録がない研究者は，研究に参加できない

　臨床研究を実施するための（研究免許に準じる院内研修制度）に申請中か，まだ承認されていない場合，あるいは「研究免許を更新」し忘れた研究者は，研究に携わることはできません。

　臨床と異なり，その施設の医師だからといって誰でも研究に参加できるわけではありません。プロトコルに記載され，さらに倫理委員会で承認されるプロセスが必須なのです。その手続きが完了しないと参加できません。院内研修制度は数年ごとに更新されるはずです。実際に参加する際には，該当の研究ごとにプロトコルに名前を載せる必要があります。

関連した研究だから，以前参加していたからと，なし崩し的な登録であってはいけません。プロトコルの追加申請が倫理委員会で承認されてから参加することになります。

多施設共同研究における参加施設として承認されていない施設も同様で，施設承認されるまではその施設では研究開始ができません。これらは例えると，国際免許がないのに，意識せず海外で運転するような危険なことです。

登録されるための，研修カリキュラムの受講と更新

ある先生が「うちの科では臨床に力を入れて，（最新の医療をいろいろ試して，纏めて，報告して），臨床の質を常に向上させています」と発言したら，あるいはホームページに掲載していたら，「あのう，それって研究だと思いますが，分野ごとに倫理委員会で承認を得ていますか？」と確認することが，「関係者全員」の将来を守ることに繋がります。

関係者全員とは，施設長以下当該診療科の部長以下すべての医師です。もしかしたら，施設全体といえるかもしれません。施設内で風通しを良くし，診療科の垣根を超え，指摘し合える研究環境が大事です。準備段階で必ず臨床研究に関する研修を受けましょう。

外来や病棟業務が立て込んでいて，時間がないからといってセミナーから足が遠ざかっていませんか？　臨床研究セミナーに臨床医が参加できないのは問題です。研修カリキュラムを軽視していることが問題とされます。多忙を理由に臨床研究セミナーをスルーするのであれば，さらに時間が制約される臨床研究は忙し過ぎて遂行できるはずがないからです。

研究するなら，臨床が忙しいという言い訳はタブーです。多施設共同研究に参加する他施設の研究者にも，彼らが所属する施設内の研究制度でも構わないので，何らかの研修を受けてもらい，研究を行う前の準備が万全でなければなりません。

倫理教育のログを気にする習慣

臨床研究に参加する場合，施設の倫理委員会が認めた研修をクリアしている履歴（ログ：研究カードへの印など）が必要です。さらに，数年に1回研修を受け直す必要があります。無免許運転や運転免許更新手続きを失念しているのと

同様に，研修の有効期限が失効している状態で研究に参加すると，ペナルティが課せられ，場合によっては，研究全体そのものが無効になります。従来は，施設ごとに独自のカリキュラムで施設内の研究者を認定していたものの，非効率的で標準化されていませんでした。最近では，各関連団体で検討を重ね，施設内研究認定カリキュラムが定期的に開催されるようになってきました。臨床研究 e ラーニングの ICR 臨床研究入門など，ネットで受講することが可能なサイトもあります。

　多くの施設では，いずれかの受講が研究実施のための必須要件となっています。研究を行う前にまず，自分が所属する施設ではどのような認定制度があるのか，研究に参加する他施設ではどのような認定制度を受講すれば研究に参加してもらえるのかなど，さまざまな準備に気を配る必要があります。個人だけで気にするには限界があります。医局秘書に管理してもらうなど，施設全体のガバナンスで周知徹底することが必要です。

e ラーニングの利用

　研究者として臨床研究を行うには，倫理と科学の評価に関する教育の目的で，施設で行われる臨床研究に関する研修または e ラーニングによる研修を受け，研修修了証（研究免許）の取得が必要です。また1回取得した許可証も，更新時期がきたら更新のための受講歴が求められます。施設によっては，施設職員限定で e ラーニングのシステムを開設していることがあります。

　全国向けのものとしては，ICR 臨床研究入門（ICRweb），CREDITS などがあります（巻末の「**必須用語**」参照）。それぞれで修了証が入手可能です。また，これらの教育研修 e ラーニングは，医師，歯科医師以外でも受講は可能です。所属する施設で臨床研究セミナーを開催していない場合でも，研究実施前に e ラーニングや他施設で行われる臨床研究セミナーで，関係者以外も聴講可能なものなどを受講しておく必要があります。施設の執行部や倫理委員会に所属している幹部クラスの医師には，継続しアップデートする臨床研究倫理研修が不可欠です。なぜなら，ガバナンスが問われる時代には，幹部こそ施設職員のお手本となる必要があるからです。

研究工程に欠かせない ARO 機能との取り組み

🔹 研究者にとっての ARO

アカデミアで研究者を支援する部署のことを ARO(academic research organization)と呼びます。治験における支援組織を CRO(contract research organization)と呼ぶので，アカデミアの CRO が ARO といわれることもありますが，CRO と比較して ARO の役目は多様です。例えば，施設全体に向けた教育，人材育成，企業治験の対応，医師主導治験の実施，臨床研究に関する相談への対応，プロトコル作成支援，データ管理，知財対応，AMED 申請支援，PMDA 相談のエスコート，厚生労働省への対応，不正対応ならびに不正防止対策など，数多くのミッションを抱えています。

臨床研究支援センター，臨床試験部，研究推進センターなどの名称で呼ばれるものすべてが ARO に該当します。本邦で ARO という名称が普及してきたのはごく最近ですが，海外では以前から普及していた組織であり，予算申請には ARO は不可欠です。米国デューク大学の DCRI(Duke Clinical Research Institute)が最も有名です。

企業治験のデータ管理を ARO が実施することは珍しく，企業治験では CRO と SMO(site management organization)が，医師主導治験では ARO が，研究を支援するという位置づけです。企業が大学病院で治験を実施する際，第三者的にデータ管理をする役目として，モニタリングは CRO，データ入力は SMO が行います。企業治験では産業化を目指すので，莫大な資金を元に信頼性の高い研究を実施します。医師主導治験では ARO の出番といえます。

アカデミアには，公的研究費を獲得し，患者や家族の願いを研究者の夢や想いに変えて，それを実現化すべく挑戦する責任があります。論文の最後には「○○の難治性疾患の治療の可能性が示唆される」と記述するように，治療の可能性を模索し続ける責任があるはずです。また ARO は行政や規制当局に対し，何らかの提案をする組織であるべきです。臨床研究中核病院のように 100 人以上のスタッフがいる巨大な ARO もあれば，3 人しかいない，あるいは ARO 機能がないアカデミアもあるでしょう。

　生活習慣病やアレルギーなど身近な疾患に対する治験は，比較的軽度のものから中等度のものを対象にすることが多いので，大学病院のような高次医療機関ではなく，診療所やクリニックを対象に行われます。このような場合，AROが関与することは少なく，CROがそのクリニックを管理していることが多いです。研究を行う者は，自身の立ち位置，施設の規模，患者の特性と数などに応じて，研究が本当に完遂できるのか，サポートしてもらうべきはAROなのかCROなのか，などを考えながら，臨機応変に対応していかなければなりません。

◈　AROのエスコートでPOCを意識する

　アカデミアに最も不足しているのが，POCとラショナーレ（科学的根拠）の確立です。POC（proof of concept，概念実証）とは，開発を進めるための科学的な手応えです（詳細は**第6章，161ページ**参照）。ラショナーレに基づいたPOCであるべきで，POCには動物実験の結果から人に繋ぐ手応えである非臨床POCと，治験に繋ぐ手応えである臨床POCがあります。POCは得るというよりも作り出す概念です。

　研究者自らがPOCと決めつけるだけではなく，関連学会，関連企業，あるいはPMDAが使用可能な，信頼性の高い概念です。単なる論文のランクなどではなく，AMEDや厚生労働省が納得するような，「承認申請パッケージ」を見据えている必要があります。承認申請パッケージとは業界でよく使われる用語で，PMDAに提出する詰め合わせセットのことで，1つ1つの治験ではなく，治験を含めた研究セット（プロジェクト）のことです。

　医師主導治験は，研究者1人ではできず，研究者とともに治験までのPOCを育てることもAROの役目です。特に企業が簡単に手出しできない希少疾患などでは，AROが開発を牽引しないと，シーズ（**第6章，159ページ**）の実用化の第一歩が踏み出せない場合もあります。規制対応と予算獲得のためだけにAROがあるのではなく，AROと連携すると開発が効率よく進むので，その存在価値が認められているところです。開発の糸口になる「POCを得る」ことが，アカデミアの研究者をエスコートするAROの役目なのです。

　臨床研究法が施行された狙いは，POCを取得する「体制」強化です。臨床研究法が施行された新時代に必要なのは，POC取得を支援するAROとの連

動で，PMDA に相談する前に，ARO と連携する必要があります。アカデミア
は開発で失敗しても，企業のように倒産することはないので「甘い」と陰口を
叩かれることもあります。「甘い」といわれてしまうのは，POC を得る実績が
乏しいからです。

　本書を通して意識をアップデートしたら，POC を得て，医師主導治験を実
施し，時にライセンスアウトし（特許を企業に譲渡），実績を作っていけるもの
と考えます。

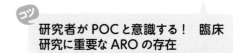

⬡　ARO は研究者のよきパートナー

　ARO 職員はある時は支援者として，またある時はブレーキ役として，臨床
医にとってはパートナーであり，研究者と ARO とは互いに歩み寄る必要があ
ります。ARO は研究を手伝ってくれる存在とはいえ下請けではなく，互いに
助け合い，指導し合いながらリスペクトができるよいチーム作りが肝心です。

　ARO 側としては，研究者にとって最も作業が多いシナリオ（フルスペック体
制）の可能性を提示しつつ，最終的には倫理委員会の判断になりますが，落と
し所のオプションを一緒に探すなど協働が必要になります。そうしなければ，
研究実務を担当している臨床医との軋轢を生むことにもなり，現場でオペレー
ションを担う医員や大学院生と ARO 側との対立の場となりえます。

⬡　新時代の研究者を目指すなら役割分担がポイント

　施設内に ARO の機能がなかったら，外部の ARO に頼むか，CRO に頼むか
です。予算がないからと，ARO や CRO に頼まず 1 人で，または講座（診療科）
内のスタッフだけで研究を進めるのは場合によっては危険です。例えば ARO
へ費用を支払う代わりに，論文に名前を掲載することで ARO 側の協力を得る
ということもあります。ARO との交渉次第です。ARO 側は黒子というか，微
妙な立ち位置にあり，研究者に気を遣っているものです。だからこそ臨床研究
では，ARO と win-win な良好な関係を構築しましょう。

　生物統計家が共著者になることは珍しくありませんが，ARO を支えている

若手職員が発表したり，論文を書いたりする余裕や習慣はまだありません。若い ARO 職員のキャリアパスが確立していないのが実情です。ですから，臨床医が旗を振る研究であっても，相棒である ARO 職員のキャリアパスをも考えたいものです。彼らだって仕事をやり遂げたいと思っているし，その結果として学位取得を目指す者もいます。病院や大学では，学位がないと正規職員のポストにはつけないことが多いという現状があります。ARO 業界全体を育成することが，臨床医が効率良く研究できる将来の環境に繋がるはずです。

臨床研究文化を醸成するための環境整備

　ARO がアカデミアで果たすべき役割は年々大きくなっています。企業治験のように費用が潤沢で病院収益になりやすい領域と，臨床研究のように資金潤沢ではなく業務過多になっているところを，ARO としてどのように人材配置のバランスをとり，業務をパンクさせず，臨床医に頼られる存在となるような組織を作り上げていくかは難しい問題であり，この課題をクリアできる ARO を構築すること，ARO の将来像を真剣に考えることはアカデミアにとって重要です。ARO が効率よく機能しない医療機関では慢性的な人手不足のため，研究者のサポートを十分行えず，結局，研究者が疲弊し損をします。

　臨床研究が実施しやすい「環境整備」が大切です。臨床研究分野では，臨床医と ARO 職員だけではなく，企業や行政も関与しています。人材交流と連携が大切です。企業には，基礎研究を実臨床に繋げるための開発力が必須で，臨床医や ARO 職員が企業に在籍することは大きなチャンスとなりえます。一方で，病院やクリニック以外では臨床研究は行えず，企業人がアカデミアに所属することも貴重な経験になるはずです。

文系スキルの活用 コラム

臨床医の多くは理系が得意だったから医学部に入ったというのは入学理由の1つかもしれません。しかし，臨床研究は，法学，社会学，経済学，哲学，倫理学などの，文系の力が重要視される理系とは違う「異文化」です。書類管理も重要となるので，事務的感覚も求められます。監査などで調査を受ける際には，秘書や事務方ではなく，研究代表者(医師)自らが対応することになり，彼らに任せっきりでは作業が後手後手になります。

大型研究となればAMEDや医師会などから研究用の予算を支給してもらう必要があり，研究費の申請が採択されるか否かは，申請書の内容，つまり研究構想の実現可能性と，研究の魅力を伝える文章力によります。

臨床研究法や倫理指針の中身は文字ばかり。表やグラフの作成は理系スキルですが，ロジック構築は文系スキルです。臨床研究者を支援する部署には，研究倫理や法学を学んだ職員を配置することも多くなってきました。倫理委員会の成立要件としても法に詳しい者の存在も必要です。研究チーム間における情報共有という会話力(コミュニケーション力)も重要な文系スキルです。

第 **4** 章
研究の作業工程
（同意説明からモニタリングまで）

　本章では，研究結果を支えるための最も大事な作業工程について実践編として解説します。まず，同意を得る作業となりますが，研究上の「同意」は，臨床上の「同意」とは異なる点が重要です。次に，リクルートが偏っていないという証拠を履歴に残す作業です。CONSORT フローが，1 つの参考になります。解析対象集団である FAS と PPS についても解説します。臨床医には馴染みのない，モニタリングや CRF も登場しますが，臨床研究でのプロセス管理を理解してください。PDCA，ALCOA，また付随研究の取り扱い，アサインリスト，QMS についても解説します。

　多くの臨床医や研究者は，モニタリングや CRF をよく知りませんし，使いこなせません。一方で行政や企業，ARO は「臨床医がモニタリングや CRF を知らない」ことを知りません。

　筆者から双方に向けて解説したいと思います。

組み入れ作業

🎁 患者を被験者にするまでの同意説明プロセス

　研究成果を世に発信する学術活動としては，学会発表と論文作成があります。その場合は，それぞれの演題や論文に，対になる「プロトコル」と「裏付けとなる倫理委員会の承認」が不可欠であることは前述しましたが，研究データを使用して発表するという「研究上の同意書」を得るための工程が重要です。倫理委員会の後ろ盾と，一対一のプロトコルに対する同意書が存在しないと，後々大きな問題になってしまいますので十分注意してください。倫理委員会承認の使い回し同様に，同意書の使い回しも，ルールに準じていな場合は，大きな問題となります。

　プロトコルがメジャー改訂したら，これからの時代は，再同意を得る必要もあります。ですから，紐づけるべきプロトコルが不明瞭な時点で問題となりえます。まして，前の研究の延長だから，前の論文と類似しているから問題ないであろうといった勝手な拡大解釈は危険であり，所属する施設全体にまで飛び火しかねません。是非，そのような事態にならないよう日頃から注意してください。

　まるで流行語となっている「オプトアウト」ですが，よく理解しないままそのスタンスに依存するのも危険であり，個別に同意を取れる前向き研究の場合には，個々に同意を得ることを前提に，最後の手段として「オプトアウト」を使用することが推奨される時代といえます。

> **知識メモ**
>
> オプトアウト，あるいはオプトインとは，それぞれ英語の「opt out」と「opt in」から来ています。「opt」は「選択する」という意味で，つまり「オプトイン」は参加，「オプトアウト」は不参加という意味です。

最近よく耳にするオプトアウト

　臨床研究では，オプトインではなくオプトアウトが有名になってきましたが，個々の同意ではなく，「同施設では，患者様の情報を用い，○○の研究を実施

していますので，参加されたくない場合は，申し出てください」といった「抜
ける」あるいは「参加しない」発言権を持たせる同意です。つまり，参加しな
い「意思表示」のチャンスを与えているので，意思表示がない場合は，個人情
報に留意して，匿名化で使用しますという対集団的な同意であり，個々の同意
ではありません。

　施設や医局のホームページなどで，実際にアナウンスして，オプトアウトの
窓口が機能できる環境が必要です。

🧊 研究上の同意は臨床上の同意とは別世界

　本来，臨床研究は通常の臨床行為とは別世界（アナザーワールド）です。臨床
で研究するなら，臨床上の同意とは別に，もう1つ研究上の同意が必要です。
なぜなら，研究上の同意とは，患者のデータも使用して，学術活動に使用する
（学会発表や論文投稿）許可をもらう工程です。オプトアウトによるスタイルも
研究内容によっては，手段として存在しますが，前向き研究では，観察研究で
あっても，これからの時代の臨床研究では，個々の同意取得が望ましいです。

　研究者には，「臨床」と「研究」とは別世界であるという意識が足りないと
思います。同意とは文書に残す同意です。学会発表などで抄録を提出，あるい
は論文の投稿時には，被験者の同意が得られているかチェックしないと受け付
けてくれませんが，この「同意書」を「臨床上の同意書」と勘違いしてはいけ
ません。以下の同意説明文書 informed consent form（ICF）とは，倫理委員会
の後ろ盾がある研究に対する「研究上の同意」です。

　学会やジャーナルでは，今後さらに厳密になると思います。学会発表がノル
マだからといって，個人で判断するのは危ないと思ってください。もちろん学
術活動を萎縮させることは避けたいので，臨床と研究のボーダーラインを適宜
整理し，身近にいる「倫理」に詳しいスタッフや最寄りの倫理委員会に確認す
る「余裕」を持って進める習慣を勧めたいです。

OUT　「新薬や新技術を使う臨床上の同意」と，「研究目的でデータを使う同意」
　　　は完全に別のものであり，研究の同意とは，得られるデータを，目的
が明らかである学術活動に使用してもよいという意味の同意です。最先端の
医療行為に関連した研究では，その臨床行為に対する同意書と研究の2つ

の同意書が必要です。「臨床上の同意で蓄積していく症例を，後ろ向きに調査すれば問題ない」という研究者がいますが，今のご時世，その考え方も危ないです。なぜならば，計画段階では研究者の頭の中で前向きだった可能性が残るからです。

　そもそも後ろ向き観察研究は，患者に最善の医療を施した結果を評価するものであって，研究上の「介入」はありません。すなわち後ろ向き観察研究なら，最善の医療を行った結果を「ありのまま」かつ「連続して」取りまとめる研究であるべきで，母集団は電子カルテからニュートラルにソートをかけるべきであり，「自己流・後ろ向き研究（独断で不連続に選択した集団における）」では望ましくありません。院内倫理委員会を通していれば客観性が担保されますが，臨床の合間で，臨床医が個人で「倫理的判断」を完結している場合は非常に危険です。

臨床の延長感覚で研究を進めるのは止めるべき！

🗇 同意説明文書の例

　プロトコルと同様に同意説明文書（ICF）も，多くの施設における ARO のホームページに雛形として掲載されており，誰でも利用可能です。目次や項立ては，施設ごとに異なる場合もあります。本書の巻末にイメージをもてるように掲載しますが（**188 ページ**），実際には研究を行う施設の倫理委員会などのホームページや ARO に問い合わせてください。同意書に患者の署名をもらう際のポイントを以下に記載しているので，確認してください（**図1**）。

　ICF に不備がある被験者のデータは，原則として使用できず，ICF の不備が複数見つかった施設では全症例のデータが使えない場合もあります。ミスが多いのは個人の責任ではなく，施設の責任と捉えられます。その際，研究において不適切な行為をしてしまった臨床医は second victim となりえますので，決して個人攻撃はしないように注意します。

同意説明文書（ICF）に十分配慮する

　臨床上の同意とは異なり，以下の説明（記載）が明瞭かどうか注意します。

- 目的では社会にどのように貢献するのかを説明します。さらに新規性がどれくらいあるのか，つまり人類初なのか，日本人初なのか，適応が異なるだけなのか，すでに使用経験があるのかなど具体的に説明します。

- 安全性では，問題として主に何が考えられるのか？　安全性上は，こういう点に注意するという説明が望ましいです。

- この研究に参加しないなら，どのような治療の選択肢があるのか？　通常の臨床に比較し，負担（通院回数，検査頻度，拘束時間）がどれだけ増えるのか，どの程度余計な医療費がかかるのか，これらを説明します。

- 補償保険には加入しているのか？　臨床で認められていない治療には，PMDA の救済制度は使えないので，研究施設として何らかの保険に加入しているべきです。

- 高齢者などが被験者になる可能性に配慮し，実際の ICF ではフォント（文字サイズ）は可能な限り大きくし，行間も多めに取ります。また，理解されやすいようにイラストを掲載します。

- 文書で同意を得た書類（証拠）は文書管理し，保管しておきます（**表1**）。同時

表1　**同意説明文書管理のためのチェックリスト（例）**

- ☐ 紙媒体をファイリングし，鍵のかかるキャビネットに保管している
- ☐ 電子カルテにスキャンして取り込んでいる
- ☐ 医局（診療科）として，秘書（医局長）が保管状況を把握している
- ☐ 被験者全員分があり，紛失していない
- ☐ 版が最新である（メジャー改訂の場合には再同意を得る）
- ☐ 消えないペンで記載されている
- ☐ 患者本人の直筆であり，日付がある
- ☐ 説明した医師の署名があり，日付がある
- ☐ その医師は，プロトコル上の責任医師または分担医師である
- ☐ その医師は，施設認定の臨床研究研修を更新している
- ☐ すべての日付の時系列が正しい
- ☐ 調査用に改ざん（後出しで記載）していない

に電子カルテなどにスキャンして取り込んでおくほうが，さらに安心です。

🗳 同意書を得るまでの鉄則

同意書を得るには，一連の作業工程が必要です。例えば，一対一で説明したり，事前に渡し書いて来てもらい後日提出してもらうのでは万全ではありません。被験者側は家族，医師側は看護師などが同席の上，目前で自署で氏名と日付を記載してもらい，被験者には写しを渡します。

米国のベルモントレポートによると，臨床と研究は（実際には交錯する場面があるものの），概念上は異なります。さらにその中で，IC（インフォームド・コンセント）の取得工程は，情報，理解，自発性の3つのポイントが重要と述べています。

同意取得の基本的な考え方としては，どのような研究であっても，IC を取れる場合は対面で取得すべきであり，「オプトアウト」に依存してはいけません。個別の面会が可能な場合には対面で個々の同意を文書で取るべきです。なるべく楽をして同意を得るという安易な発想は好ましくないということを理解して欲しいものです。

参加者リストにない医師による同意取得

他施設から送られてきた症例登録票に，参加者リストに記載がない臨床医の署名があり，責任医師を通して確認したところ，その事実が発覚したそうです。このような場合，個人，研究チーム，あるいは診療科だけの問題ではなく，施設全体の問題としてとらえるべきで，行政側には施設全体の研究体制に不信感を抱かれることになります。手順を守らない研究者は，施設には迷惑となります。後に言いがかりをつけられないために，「履歴」を残しながら進めるのが賢明です。

🗳 スクリーニングと打診について

OUT スクリーニングとは，研究対象の適格性検討のことです。このとき通常診療では行わない研究独自の検査は，研究への同意取得前に勝手に実施してはいけません。同意取得前のデータを利用することもできますが，そ

の場合には，倫理審査を受けたプロトコルに，あらかじめ「同意取得前の一部臨床データを研究に用いる」ことを記載しておく必要があり，さらにこれらの臨床データとは，一般的には通常診療でルーチンに実施している検査結果のみが対象になります。また計画段階で，「今後計画予定だから該当しそうな患者に研究への参加を打診しておく」のは，研究開始前のフライングです。臨床医が該当しそうな患者を事前にリストアップしておくことや，参加施設に対してどの程度対象患者が存在するのか下調べしておくのは，医療者側のすり合わせなので許容範囲ですが，患者に打診するときには実臨床＋αの検査を加える必要があります。これは研究の一部に該当するためフライングと見なされますので注意しましょう。

使いたいデータは研究用に取得するのか，通常診療で取得されているのかを確認！

💬 症例を選り好みしていないという証拠を作る工程

　研究者が 1 人で実施している研究では，研究に参加した全被験者のデータをもとに検討していると明言できません。証拠があるといえない場合，監査的には「不適切事案」となります。証拠は，症例報告書（CRF，巻末に雛形あり）やモニタリングですが，症例登録を管理する部署がないと，解析への母集団が全組み入れ母集団と同一であると証明できません。症例登録管理部署とは，診療科や研究者とは完全に独立した「中央部署」であることが理想であり，これがない臨床研究は「信頼性」が万全とはいえません。本来は，後に調査が入っても耐えうる登録履歴が残るシステムに登録していることが必要です。

　一方，全登録者のデータを使用できるとも限りません。「逸脱」といって何らかの理由で途中から参加できなくなった場合や，検査漏れで欠測データがある場合は，逸脱した被験者データを解析に用いるか否かについて，あらかじめ決まり事にしておくべきです。そして全参加者中，最終的に何名のデータを利用するに至ったのかという経緯を「フロー」として残す必要があります。例えば，最近の 2 群比較研究では，論文投稿の際に CONSORT フローが義務付けられていることが多いようです。

単群の前後比較でも同様であり，解析に辿り着く間，参加したすべての被験者がどのような取り扱いで分別され，結果を導くために何名を解析に回したのか履歴を残す必要があります。A薬20人 vs. B薬20人を比較する場合はもちろんのこと，C薬20人の前後比較の研究でも同様です。治験では，被験者20人全員が何の疑いもなく解析まで辿り着くのはむしろ怪しいといえます。自分で計画し，実施し，データ化し，解析してきた場合，研究者は，このような取り扱いフローを重んじていなかったと思います。今後は十分な注意が必要です。

🔷 臨床研究工程のイメージ（良い例・悪い例）

例を示します。「〇大△△先生は新薬Aに興味あり。適応患者は外来で多数をフォロー。既存のB薬からA薬に変えて，変更前と切り替え後のデータを前後比較しようと考えました。20人も調べればよいでしょう。実臨床と同じなので，倫理審査や研究同意も取らずに実施しました。適当に選択した20人で，学会発表し論文化しました」。さて，どこに問題があるかわかりますか？

OUT　一番の問題は，倫理委員会に承認されていないのに，独断で臨床研究を実施することです。実臨床の環境でも，研究目的で医薬品を切り替える場合，その成果を学術活動に使用したいならば，必ず倫理委員会の承認を受けてください。臨床上，効果が不十分で，副作用がある，苦くて忍容性が悪い，患者の希望がある，などの事情があれば個々で他の薬に変えることはよくあることですが，これをある特定の患者集団に試すと「研究」です。完全に臨床範囲内であっても研究的な要素があれば臨床研究となり，倫理審査を通す必要があり，研究上の同意（文書での同意）も必要となります。

データマネジメント上もう1つ問題があります。診療で100名の患者を診察していたとしても，今回の臨床研究はそのうちの何割かの患者の結果に過ぎません。選ばれた何割かの患者が，たまたま100名の患者集団を代表しているといえるのかもしれません。分母の100名から，先入観なくニュートラルに（無作為に）被験者を選別した工程が，我々臨床医の頭の中にだけあり，他の研究者にはわからない，いわゆる「ブラックボックス」化した被験者選定であるかもしれず問題なのです。たとえ恣意的でなくても無意識にその治療の効果が出やすい人を思い浮かべ，臨床の感覚で選択している

かもしれない，という懸念が残ります。証拠もないので，あくまでグレーですが，信頼性のあるデータ管理とは言いにくいです。

　どんな医薬品にもよく効く集団（レスポンダー）が存在します。効きやすい患者群です。上記の研究は効きやすい患者だけを紹介した使用経験かもしれないのです。モラル上，さらに悪質であることとして，論文では，前向き研究であるかのような表現で記載する場合があります。悪意がなくとも，使用経験の寄せ集めを前向き臨床研究であると誤解していることもあります。使用経験を寄せ集めた後の解析は，後ろ向き研究です。

　研究者が陥りがちなわなで，是非注意したいところです。

組み入れ基準のバランス感覚（選別工程への影響を考える）

　同意取得工程に関連して解説します。組み入れの最終確認を中央判定でできるのであれば，あまりにも細かい厳しい基準では，被験者が集まらないことも多々あります。プロトコルへの記載は「絶対に必須」です。プロトコルは，実施可能性と常に裏表なので，この点にも注意が必要です。ちっとも組み入れが進まない場合には，後でプロトコルを変更（メジャー改訂）しなくてはならないので，ある程度妥協した幅広い集団を組み入れたほうがよい場合もあります。

🔷　作業手順を端折らない

　臨床研究では，省略したり飛び越えると「アウト」となる大事な関門（関所）があります。例えば，倫理委員会承認や研究登録サイトへの登録前に，同意書を得るのは，研究工程の「大事な関門」を 2 カ所も端折っており，論文化している場合は間違いなくアウトです。倫理審査委員会の承認を得て，研究登録サイトへ登録し，患者に説明して同意を得て，被験者として組み入れを開始する，といった絶対に省略できない「関所」があるのです。本来このような流れであるのに，うっかりフライングすると大変です。流れにおける順序が逆になっても問題です。

　臨床研究を臨床の延長と思っているとフライングします。フライングを避けるためには，事前に机上シミュレーションをすることがお勧めです。「治験」における組み入れでは，モニターや治験コーディネーター（CRC）など治験のエキスパートスタッフがスクリーニング検査をサポートしてくれますが，臨床

研究では被験者の「組み入れ」支援はあまり得られません。なお，検査後しか適格性の判断ができない場合は，前述したように，プロトコルに「1カ月前のデータで判断する」などと記載

しておけば，研究に対する同意を得る前の検査結果を使用しても問題はありません。

逸脱や欠測を隠さない

よくあることですが，取り忘れたデータについて解説します。上手な研究のやり繰りとしては，実は，そのまま欠測データとしておけばよいだけです。場合により，その症例は逸脱症例としてデータ化できないこともありますが，後から穴埋めするのは「改ざん」，「ねつ造」に該当します。欠測データという虫食い穴のない臨床研究などは，実はあり得ないものです。

つまり，プロトコルの作成時に，欠測データの取り扱いをどうするか決めておけば問題ありません。例えば，主要評価項目に関する欠測は，臨床研究の品質低下に直結するため，欠測率を0％に設定します。一方，途中経過で取得する臨床検査値1つが取得できなかったとしても，他の項目（例えば有害事象の収集など）でカバーできるのであれば，臨床検査値の欠測があったとしても研究全体の品質が損なわれることはありません。

このように，全体への影響を考えて，事前にどのデータの欠測を許容するか，あるいは欠測を許容しないデータは何であるかを特定しておくことが必要です。欠測データを特定する方法については，プロトコル作成時にデータマネジャー，生物統計家，臨床研究の品質に関わってくれるスタッフに確認しておくことが重要です。

プロトコル作成時に，欠測データの取り扱いをどうするか決めておく！

データ取り扱い対象の絞り込みから解析まで

　ここでは生物統計家の先生と会話するためのポイントを解説します。これからの臨床研究は，無計画に都合のよい方向で解析するのはよい研究と言えません。統計解析方法に興味を持つだけではなく，使用するデータはどのような段取りで決めていくかという絞り込み手順と向き合ってください。

　事前に，FAS（full set analysis，最大の解析対象集団）か，PPS（per protocol set，プロトコルに適合した対象集団）か，どちらを解析対象集団とするか決めておく必要があります。解析方法自体は沢山あるので，どの解析方法を選択するかも大事ですが，その前に FAS か PPS かを事前に決める必要があります。また欠測データの扱いについても，LOCF（last observation carried forward）や OC（observed cases）に関しても決めておく必要があります。

A. FAS と PPS は解析対象集団
B. LOCF と OC はデータの取り扱い定義

　上記の A と B はまったく異なるものですが，FAS は LOCF と，PPS は OC と関連する場合が多いです。以下は，PMDA 時代をはじめ，筆者が大勢の生物統計家から直接教えてもらった知識です。

FAS と LOCF：治療中止やプロトコル違反の有無にかかわらず，予定された割り付け通り解析するという ITT（intent-to-treat）解析における対象集団において，「最小限の除外対象」を除外した集団が FAS です。「最小限の除外対象」とは，組み入れ基準に違反している，ランダム化後のデータがない，治療を一度も受けていない，などの理由で観測データがないことから盲検解除前に解析困難と判断された被験者のことです。FAS は ITT の原則を反映した集団で，そのため「中止基準に該当しても治療を続けた観察データも解析対象になる」という ITT の原則も引き継ぐことになります。

　ここで「中止基準に該当する」被験者は，その時点で観察が終了になる場合が多いので，研究期間中に途中で観察終了してしまってデータがなくなり，観

察終了以降は欠測データとなる可能性があります。このような欠測データに対しては，LOCF（欠測する直前の最終観測データを代入する方法）で対応して，解析できるようにすることが多いです。

欠測データに対する代入方法はLOCFのみではなく，欠測データに対しベースライン時のデータを代入するbaseline observation carried forward（BOCF）という方法もあります。

どの代入方法を用いるかは，研究目的や想定している薬効（エンドポイントの種類や推移）などによって異なるので，統計家と相談することをお勧めします。例えば，有効性を評価する研究の主要な解析では，解析対象集団をFASとし，欠測データの取り扱いをLOCFとすることがありますが，これが適切かどうかは研究目的とエンドポイントの性質によって判断されます。

欠測データの代入方法としてLOCFを採用することは，「観測を継続していたらこの値が得られたはず」と仮定することになります。その仮定によって，治療効果の推定にどのようなバイアスが入ることになるのか事前によく考える必要があります。LOCFで対処することが，研究結果にどのような影響を与えうるのかという点を，計画段階で検討する必要があります。

PPSとOC：PPSについては，「プロトコルに適合した解析集団」という和訳のとおり，治療方針を完全に遵守した理想的な集団を解析対象としています。つまりPPSはリアルワールドではなかなか想定できないような集団を指します。observed casesとは「評価され，データが取れている被験者」のことを指します。プロトコルを遵守した被験者は，最終時点まで観測された被験者ですので，PPSを解析対象とする場合は，データ取り扱い上はOCとなることが多いです。

しかし，これも研究の性質（研究期間中の逸脱率など）によって，PPSであっても欠測データが発生する可能性があるので，一概にOCで対応できるとは限りません。あらゆる想定のもとで欠測データの対処法を事前に検討しておく必要があります。統計家と相談する場合は，想定されるあらゆるケースを予想して，データの取り扱いについて定めるとよいでしょう。

解析上重要なポイントを，統計家との「通訳」として以下に補足しますが，詳細は，成書を参照してください。ここでは，統計家と会話するための「用語

説明入門」に徹しています。

部分集団解析（サブグループ解析）：部分集団ごとに実施する解析を指します。例えば，男性と女性に解析結果（治療効果の大きさ）が違うという交互作用があることがわかっているとき，あるいはそのことが懸念されるときには，男性と女性という 2 つの部分集団に分けて解析を実施します。部分集団ごとに治療効果がわかるので，結果を解釈しやすくなるものの，部分集団解析のみでは全体の治療効果はわかりません。また，部分集団の数が多すぎる場合には，各集団のサンプル数が小さくなってしまい，推定精度が悪くなる（推定のばらつきや信頼区間が大きくなる）可能性があります。

層別解析：部分集団をそれぞれ解析するのではなく，部分集団ごとの結果を統合した推定値を求めるための解析を指します。例えば，男性と女性の平均値を統合した，重み付き平均値（各部分集団のサンプル数などで調整して求める 1 つの平均値）が該当します。解析対象集団全体で 1 つの推定値を求めることができます。こちらも部分集団の数が多いと解析が不適切な場合があります。部分集団解析との違いは，結果をそれぞれ求めるのか，それぞれ求めたものの統合結果を求めるのか，ということです。

日内変動や季節変動：バイオリズムとしては日内変動がよく知られています。バイタルサインはさまざまな影響で変動するので，評価項目の自然経過と同様に，変動に関する情報も必要です。

カットオフ値：定量的検査について検査の陽性，陰性を分ける値のことをカットオフ値と呼びます。カットオフ値は基準範囲と異なり，特定の疾患（群）に罹患した患者群と非患者群とを分ける値です。一般には，患者群と非患者群の検査値分布は重なっており，カットオフ値によって，感度，特異度は変動します。最適なカットオフ値は ROC 曲線（receiver operator characteristic curve）などを用いて設定されます。

ROC 曲線：偽陽性 vs. 真の陽性と，偽陰性 vs. 真の陰性の，ROC カーブ

(receiver operating characteristic curve，感度特異度曲線)のこと。この曲線の下側面積の値が AUC(area under an ROC curve)となります。AUC が 1 に近いほど性能が高いモデルであり，感度と特異度とのバランスのことです。

交絡因子：A という原因の結果 B になる際，A，B とは別に C という事象があって，これが A と B の間の因果関係に影響を及ぼす場合の C のことです。

オッズ比：オッズは，ある事象(例えば，死亡)の起こりやすさを表すものです(1 以上だと起こりやすい)。「ある事象が起こる確率 p」であるとき，オッズは p/(1−p)で計算されます。またオッズ比は 2 つの群のオッズを比較して示したものです。

　相対危険度は 2 つの「ある事象が起こる確率 p」の比のことです(よってオッズ比と相対危険度(リスク比)は異なります)。オッズ比とリスク比はどちらも，事象が起こるか起こらないか，という二値のアウトカムの 2 群比較の指標として用いられます。また，事象が発生するまでの時間(time to event，時間型のアウトカム)の 2 群比較の指標(死亡率の比較)として，ハザード比を用います。

多変量解析：ある結果に対し，複数の因子がどれくらい影響しているのかを調べる手法で，ロジスティック解析，重回帰分析，クラスター分析などがあります。

割付症例の削除：一度登録した症例を勝手に削除することは許容されません。悪意はなく本当に間違って登録したとしても，削除できないのが研究です。ある程度，誤登録や逸脱があることが当然で，「自分が悪いというイメージ」を感じる必要はなく，後の「症例取り扱い検討会」で判断し，解決すればよいことです。

　研究には，暗黙の了解はありません。完全に最後まで透明性のある工程であるべきです。

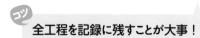
全工程を記録に残すことが大事！

モニタリングで作業工程の質を上げる

　治験は good clinical practice（GCP）遵守なのでモニタリングが必須です。臨床研究においても「人を対象とする医学系研究に関する倫理指針（人指針）」や「臨床研究法」にはモニタリングについての記載がありますが，臨床研究と治験とではモニタリングの考え方を変えるべきでしょう。そもそもすべての臨床研究を対象に同じスタンスでモニタリングを行うことは，人的なリソース不足のため現状では不可能に近く，研究の目的や品質確保の観点から「松竹梅」に仕分け，それぞれのモニタリングスタイルを考えるべきです。これをリスクベースドモニタリング risk-based monitoring（RBM）といいます。RBM の詳細については成書を参照してください。

　繰り返しになりますが，モニタリングを完璧に実施するのはハードルが高く，研究レベルごとにクオリティーを定め，クオリティーの高い研究からテコ入れすべきであると思います。求められていないのに，治験ではない臨床研究で不必要なオーバークオリティーなものを求めると，研究者，ARO，被験者の全員が疲弊します。企業治験のモニタリング経験者からすると，さまざまな意見があるところとは思いますが，ここでは，治験ではなく，臨床研究における最

左右ある臓器の場合どちらを用いるのか　　コラム

　両側性疾患であり，しかも左右差がないことが多い疾患の場合では，有効性の評価を片方（一般には悪い方）だけとするか，両方を対象にするかは，学会または学術雑誌的スタンスと，レギュラトリーサイエンス的な薬事（薬機）の分野では異なります。倫理的に，侵襲性や新規性が高い研究は実験的な要素が強く，被験者保護の立場から安易に被験者数を増やすことに慎重になるべきです。

　左右ある臓器として例えば眼ですが，レギュラトリーサイエンスの観点から，社会に発信する速度を早めるため，10 例 20 眼の研究が望ましい場合もあります。一方，学術的には，例えば 10 例 10 眼を対象とすべきこともあります。疾患特異性を考慮して，対象は片側か両側か事前に検討すべきです。投稿を目指すジャーナルの傾向を調べ，参考にすべき関連論文ではどうしているかを検討するほうが無難です。

低限の実施可能なモニタリングについて解説します。

📦 モニタリングの実例

　最近は，一般的な臨床研究でも，モニタリングが必要となる場合があります。臨床研究法を遵守する「特定臨床研究」と，人指針における「侵襲・介入試験」の場合です。軽微な侵襲ではなく，侵襲ありになると，モニタリングが必須です。企業治験や医師主導治験では，外部 CRO や ARO のリソースを使ったモニタリングを実施しますが，かなりのコストがかかります。一般的な臨床研究でも，同様のコストをかけることは困難です。そこで，RBM をシミュレーションしたいと思います。

シミュレーション

　まず開始前にモニタリング計画書を作成し，研究実施中には定例の調整会議で「プロセス管理」して，研究終了後にはモニタリング報告書を作成しました。モニタリングを実施するにあたっては，モニタリングを，中央モニタリング，および off-site モニタリング，on-site モニタリングに分類し，安全性からの対応として，独立データモニタリング委員会を設定しました。

　症例登録時の適格性チェック，調査実施直前の同意書チェック，ならびに独立した部門にデータを提出する体制は，第三者データ管理として，研究プロセス上の中央モニタリングを実施しているといえます。

　次に定例の調整会議時に off-site モニタリングとして組み入れ症例に対する情報共有を実施します。この調整会議では，被験者保護の点から on-site モニタリングの実施の有無を判断しました。

　該当する研究であれば，将来，必要に応じて監査されます。モニタリングを実施していないと監査が成り立ちません。モニタリングの目的は，出口管理ではなくプロセス管理であり，研究と並行したフィードバックをかける体制です。

　研究者として，モニタリングのイメージが浮かばなければ，ARO や外部 CRO に丸投げすることになり，多大なコストが要求されかねません。本来の目的を超えたオーバークオリティーの体制では実施可能性や研究継続性が困難となり，臨床研究に対する研究者のモチベーションが下がります。研究者がモニタリングを解釈し，経験し，発信していくことから，それぞれの分野で育成

されることが理想です。

　なおアンケートを用いた研究であっても，心的外傷などの侵襲性が問われる場合があり，侵襲や介入のあるなしの判断は，倫理委員会に委ねられると思います。

モニタリングは便利で頼れる体制

　必要に応じて監査される場合にはモニタリングが必要です。しかし監査されるかもしれないからモニタリングするのではありません。自動車を組み立てる工程で，最初から最後まで，いろいろな場面で品質チェックをすることは，容易に想像がつくと思います。自動車工場と同様に臨床研究でも第三者による作業工程のチェックが行われるべきなのです。

　自動車の組み立てイメージからは，モニタリングとはカルテから症例報告書（CRF）にデータが正確に伝わっているかチェックすることと思われがちです。しかし，実はそれだけではありません。運営組織，教育体制，同意書など書類の保管から，何らかの倫理委員会承認前に組み入れがないか（お手付き），データロックで試験終了する前に抄録を書いていないか（これもお手付き），薬剤管理方法までの運営体制全般が調査され，むしろこのガバナンス（統括）もまた，モニタリングの重要なフィードバックの役目です。

　研究者が知るべきモニタリングの意義は，大きく 2 つあると考えます。それは，被験者の保護（倫理，同意，安全）と信頼性に対するリスク管理（データ収集上のミス，誤解，透明性）です。

　研究者だけで研究を進めると，被験者保護に行き届かない点が出たり，データの信頼性には杜撰な点が散見されるかもしれません。そもそも臨床しながら研究も進めるので，余裕がなく，大丈夫とは断言できないはずです。研究計画段階から第三者目線が大切であることを意識してください。進捗が予定より思わしくないことも教えてくれるかもしれません。研究者 1 人なら，まあいいかと思うことであっても，第三者からアナウンスされると，研究者としてのアクションが追加されるはずです。

　モニタリングでは「それぞれの試験ごとに」何をリスクとするかを，モニタリング計画書で事前に取り決める習慣が大事です。部門別に，組織体制，多施設共同研究，手続き，研究者，患者，データマネジメント上のリスクなどと，

事前に見極めます。

　モニタリングとは，適切な順序で，データが正しく移行していくためのコントロールであり，データを固定するまでに，第三者目線で見ている体制として意義があります。研究の品質管理を行う上で，どこに「エフォート」をかけるかの判断基準はリスク分析をもとに考えます。そしてリスクの重大さに応じて適切なアクションを検討しておき，リスク自体を低減する品質管理を目指します。

　ですから，モニタリングは面倒な足枷ではなく，便利で頼れる体制なのです。これからの時代の臨床研究では，ある臨床医が研究者となり，別の臨床医が研究には一切関与しないでモニタリングする，いわゆる相互モニタリングを実施する場合も想定されます。臨床研究でモニタリングを遂行するには，さまざまなモニタリングのスタイルを駆使し，研究の実施前，実施中，実施後の3回，最も手間をかけない手段で行うべきです。

🔲 モニタリングのタイプ

　今後モニタリングが必要な臨床研究が増加するので，ここで改めて，モニタリングの分類について解説します。

on-site モニタリング：直接閲覧（SDV）することで，実際医療機関を訪問し行う調査であって，最もコストがかかります。何かを閲覧すれば direct access であり，登録時における適格性や，監査前の書類を確認するのも direct access です。SDV では，依頼者が入手した CRF とカルテなどの原資料が同じであることを確認します。

off-site モニタリング：一方，現地まで出向かないで，他の手段での確認（電話，FAX，メール，郵送など）で済ませるモニタリングです。

リモート SDV：遠隔直接閲覧であり，リモート SDV（従来の on-site SDV に対して）はカルテなどの原資料を医療機関の外から確認できるようにして，モニターが施設訪問せず，原資料と CRF の照合を可能にする仕組みのことです。施設に行くことなく SDV が可能です。

🔲　モニタリングの考え方

アルコア（ALCOA）の原則

　データの管理と記録の保存には ALCOA の原則があり，品質システムマネ ジメントには PDCA サイクル（plan- do- check- action 計画，実施，評価，改善） が，早期の問題解決における是正措置，予防措置には CAPA（corrective action and preventive action）が重要であるとされています。

　アルコア（ALCOA）とは，attributable（帰属／責任の所在が明瞭である）， legible（判読／理解できる），contemporaneous（同時性がある），original（原 本である），accurate（正確である）の頭文字です。

　臨床研究を主導する臨床医であれば，「アルコアは聞いたことがある」程度 の知識は必要です。日頃行っている臨床研究におけるモニタリングの意義は， ALCOA の原理に基づき，帰属・責任の所在，判読性，同時性，オリジナル性， 正確性であり，「他人がわかる」ためです。費用がかかる外注のモニタリング を実施することは容易ではありませんが，だからといって，モニタリングがで きないから研究しないでは本末転倒なので工夫するしかありません。

中央モニタリング

　次の項で詳しく解説するデータマネジメントですが，研究者に照会を出し CRF を整理したり，入力ミスを指摘することを指します。つまり第三者デー タ管理をリアルタイムに実施していれば，中央モニタリングを実施していると 解釈できます。

　組み入れ症例の進捗状況，適格性の第三者確認，同意書の不備，記載や入力 データの誤りなど，研究の進行とほぼ同時に確認することが可能です。

🔲　第三者チェックである監査

　監査は quality assurance（QA）と呼ばれ，信頼性を担保する手段としては， 品質管理（QC）のためのデータマネジメントやモニタリングを行い，これら QC 業務も含め，全体が適切に行われたか第三者的にチェックするのが監査です。

　具体的な監査の方法は，臨床研究が手順どおりに行えているか，倫理審査， モニタリング，データマネジメントの手順などに従って確認します。研究終了 後には，総括報告書が作成されますが，総括報告書作成手順についても確認す

る場合があります。治験では，監査後に PMDA が信頼性調査（GCP 調査）を実施します。

モニタリングが必要な侵襲と介入

　モニタリングや監査が必要な臨床研究は前向きの侵襲のある介入試験ですが，前述したように，その判断は個人で下してはいけません。軽微な侵襲に該当すれば必ずしもモニタリングは必要ではありません。すなわち，侵襲性と介入性の評価が必要です。適応外使用や，異なる用法・用量を用いた場合，通院頻度が著しく増えたり，臨床上ルーチンではない検査を一律に行うなど，プロトコルベースで実臨床と異なれば介入です。また，2 群に分ければすでに介入です。

　一方，侵襲性の解釈が容易ではなく，アンケート調査でも「対象」によっては，心情に影響することが否定できなければ，侵襲性が生じる場合がないとはいえなくなります。臨床研究では，軽微な侵襲という概念もあり，臨床上の侵襲的処置とは，解釈が異なる場合があることに注意が必要です。臨床研究上の，「侵襲なし」，「軽微な侵襲」，「侵襲あり」の判断には，担当医と倫理委員会で合意ができている必要があります。

　なお，プロトコルに「監査をする」と記載してしまうと，「必要に応じて」ではなく，必ず監査を実施する必要となり，コストやリソースなどで余計な負担がかかってしまいます。臨床研究の品質レベルに応じて監査をするか，省略するかを事前に決めておきます。

投稿前の，過去の研究におけるデータ管理

　すでに終了している臨床研究に対しても適切な対応をしないと，PMDA やAMED との相談時に見せる参考データとしてはもちろんこと，投稿することも危ない時代といえます。一般に，従来の臨床研究では CRF は存在せず，Excel などでデータ管理している場合が多いと思います。すべての同意書を保管し，後付けでも外部サイトに登録するのであれば，第三者データ管理と解釈し，適切なデータ管理に近づけることができます。しかし，そのまま論文化した場合には，問題視される場合があります。昔のことだから「まあ，いいのでは？」では済まされないかもしれません。過去の研究に関しても投稿する前に，最寄りの倫理委員会に相談したほうが安心です。

CRF はカルテからデータを運ぶためのアイテム

　前向き研究かつ介入研究ならば，CRF（症例報告書）がないとそれだけでアウトとされる時代です。臨床医にとって，CRF を知らなくても仕方がないのですが（筆者も以前そうでした），行政や企業，さらに薬学系の人は，医師が CRF を知らないことを，知りません。筆者は，PMDA に在籍する以前から治験には参加していましたが，案の定モニター任せでしたので，記入していたあの文書が「CRF」だと知ったのは，ずっと後になってからです。

　非常に多忙な診療スケジュールの中で治験や研究をするので，知らずに済む事柄には興味がなかったのだと思います。臨床研究法の時代なので，そうはいかなくなりました。CRF がないとモニタリングできず，特定臨床研究では違法の研究になりかねません。

　カルテの検査項目を CRF の項目に置き換えデータ解析する，という工程が必須です。今まではダイレクトに「カルテの検査項目→解析データ」という流れだったと思いますが，事前に設定した CRF 項目の仲介で，後出しジャンケンが成立しなくなりました。また，医療職員でなくとも CRF は閲覧が可能なので，リアルタイムに CRF が提出（または電子 CRF に記入）されれば，同時並行閲覧が可能となり，改ざん防止になります。また，第三者がデータを管理する場合，中央モニタリングを実施することも可能です。

　従来から CRF を扱ってきた治験スタッフが課題にしていることが，CRF のスリム化（簡素化）です。臨床医は有効性に関しては何でもかんでも広く取りたがります。CRF に 100 個の項目を掲げれば，100 すべてが埋まっていないと逸脱と判断され，データを使えなく可能性があります。本来は 10 個で十分なのに欲張って 100 個掲げると，かんじんな 10 個が使えなくなったり，臨床医も検査技師も患者も疲弊し，研究が完遂できません。ですから，主要評価項目または副次評価項目に直結する項目，または運営体制や安全性を担保するための項目以外は断捨離して，スリム化を図るべきです。

知識メモ

作業工程のおさらい②
カルテの検査項目→ CRF の項目→解析データ

第三者データ管理のための CRF

CRF は，データを集めるための，プロトコルに記載する評価項目の必要最小限の整理票で，紙と電子があります。電子版の CRF が効率はいいものの，電子カルテの保護のため外部アクセス制限がかかる環境では，セキュリティの工夫が必要です。本書では紙 CRF と電子 CRF（eCRF）の両方を合わせて CRF とします。CRF はカルテ情報をデータとして計画通りに収集するためのアイテムであり，第三者データ管理体制上必須です。

CRF は効率よくデータを収集するツールであるばかりか，信頼性担保のためにも必要なので，CRF が存在しない研究はすでに掟破りです。なぜなら，CRF がないとモニタリングは不可能となり，監査を行う研究においては監査が実施できず，指針や法律に抵触するからです。

ここで改めて，CRF の存在理由を考えてみましょう。1つ目は，収集すべきデータはあくまで事前に決定されているという，データ収集の姿勢です。CRF にある項目以外は収集できません。2つ目は，臨床研究では，医療者や特別に権限が付与された者以外はカルテを見られないので，一般のスタッフが見ることができるツールとして CRF が存在し，つまりカルテからデータ入力システムへの中継役として存在しているとも言えます。

余分なデータは結局取り扱わないので，事前に断捨離

繰り返しますが，この CRF は，前述した「コンセプトシート」（第 2 章，46 ページ）を埋めるためのデータを集める「漁業の網」であり，データを計画的に採取し，集め過ぎないことが鉄則で，網の目の細かさがポイントとなります。念のためにと集めておくデータは不要であり「断捨離」する考え方が肝です。ベースラインのデータや，安全性上のデータについては別の観点があるものの，有効性の調査について欲張る研究者心理はむしろ失敗の元です。

研究データの世界では，CRF のスリム化が課題です。仮説を見極めるためのデータだけを集める CRF を作ればよいのです。結局使われない余計なデータを収集するために，余計な検査を強いられる技師や患者にはただの負担でしかありません。

CRF の項目を欲張ると，「エフォート」が膨大となり墓穴を掘ることになりかねず，さらに見たいものが埋もれて，大事なものほど見逃すことになるので，

必要かどうか迷った項目は採用しないのがコツで，これが完遂性を高めます。見たいものの焦点を絞ることが重要です。

　他施設の研究者の科研費助成事業などに参加する場合，自部署のエフォートは実態に合わせ管理しなくてはなりません。知らないうちに自施設業務のエフォートと合計して「1.0」を超えているような場合には，研究費不正請求になりえます。

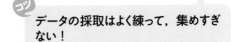

> **コツ**
> データの採取はよく練って，集めすぎない！

怖い空欄だらけの CRF

　研究ではデータ固定前に，CRF の項目はすべて埋められていることが必要で，本来どうでもいい無意味なデータが欠測しているとそれが足枷となり，肝心なデータまで使用できない事態も発生します。この作法を無視して発表するのは御法度な時代です。

　例えば「苦労して行った研究で，折角得た情報なので，より完璧を期すために」と，あまり重要でないバイオマーカーに関する補足データを海外の研究施設で解析することを想像してください。その補足データを取得するための検体を海外研究施設に送付して，その結果が戻ってくるのに数カ月以上，場合によって年単位で時間がかかるとします。そうなると，その補足データが得られないがために，本研究の結果をとりまとめできず研究成果の公表に何カ月も「待った」がかかることになります。

　これに似た事例は枚挙にいとまがありません。CRF に空欄があるのに，埋まっているデータだけを切り取って発表することは，研究モラル上はタブーです。あらかじめ，プロトコルで追加解析を行うための「データの取り扱い方法」を決めておけばスムーズなのですが，そうしておかないと後の祭りです。空欄がある CRF で勝手にデータを使うことがいけないことだとさえ知らないので，「待った」をかけずに発表してしまっているのかもしれません。本来は，CRF が空欄だらけでは非常に怖いものです。空欄だらけで発表するには，倫理委員会でプロトコルの版をアップデートするか，データ取り扱い症例検討会で議論する工程が必要です。ですから，空欄にならないよう，最初の段階から CRF

は簡素化するように心がけましょう。

🎁 試料を使った基礎研究

主目的の研究で手術時に採取した試料（残余検体）を，一連のプロジェクトとして取りあえず「保管しておく」までは問題がなくても，将来検査が可能になった時点で，バイオマーカーなどを検査する研究が当初の「目的とは異なる」場合には，改めて倫理委員会の承認と再同意を得る必要があります。さらに，最初のプロトコルでは，試料を保管すること，またその試料を別に研究に用いる可能性を記載しておくべきです。主要評価項目の結果を公表しないうちに，附随研究のインパクトがある結果だけを「切り取り」発表することはモラル違反です。他人事と決めつけず，注意してください。

試料や情報を用いて研究する際は，その都度利用目的を明示し，何らかの患者同意を得るべきです。この同意獲得行為は，倫理委員会のお墨付きが必要なので，同意を得ればよしではなく，倫理委員会の承認が必要なのです。さらに，他研究機関へ分析目的で試料を提供する場合は，委託・受託の機関間で必要事項が記載された契約書が必要となります。

既存試料や情報を二次利用することができるのか，あるいは別目的で使用する際はどうなるのかなどについては，施設内に規定があるはずですし，倫理委員会に相談すべきです。規定がない場合，既存試料および情報の二次利用は困難です。既存試料や情報は，研究者がサブグループ解析のために勝手に二次利用したり，他の研究で併合解析するなどといった拡大利用は勝手にできません。必ず倫理委員会の承認を得てから行うようにしてください。

倫理委員会の承認または同意書の署名を漫然と使い回すスタンスは，将来のリスクとなりえます。また，誰でも触れられる場所に試料が保存されていては，紛失や品質低下の原因になります。試料に関するデータを USB メモリに保存して持ち歩き紛失した際も大きな問題が生じます。試料を他の研究に二次利用する場合，各施設のルールや倫理委員会の承認に従って行う必要があります。

◈ CRF 表紙例

　CRF の種類（表紙）は複数あり，例えば，スクリーニング時，開始時，投与
1 週目，投与 1 カ月目，半年目，中止時，有害事象発生時などです。別タイプ
の構成もありますが，主として，Visit ごとの CRF が多いと思います。あくま
でも，プロトコルでのスケジュール表とは齟齬がないようにすべきです。これ
らを用いなければモニタリングはできず，その状況で研究することは危険です。
雛形の一部を，巻末に掲載しましたので，参照してください。

◈ CRF とクエリ

　クエリ（問い合わせ票）について解説します。クエリとは，CRF に記載され
た事項の不備や疑問を，研究者に対し照会し確認する作業のことです。CRF
には速やかに記入または入力し，1 つ 1 つバラバラでよいので早く提出し，後
回しにしないことが肝心です。第三者が内容を確認した後にクエリが来るので，
適宜対応し反映すべきです。そうしなければ，リアルタイムでフィードバック
がかけられず，いわゆる「中央モニタリング」として機能しません。他施設か
らの回収はさらに難しく，一施設が「律速段階」になると，データ固定が塩漬
けになります。

　研究者を守り，データの質を高めるために，CRF に記載する際の疑問点は，
早い段階でクリアにする必要があります。その際，決して「担当が不勉強であ
る」と批判したり，「重箱の隅をつつくな」と毒づいたりはしないでください。

　データマネジメント担当者と臨床医がもめる話をよく耳にしますが，臨床医
は CRF もクエリも知らないのですから，データマネジメントの担当者が臨床
用語を知らなくてもお互い様です。win-win の良好な関係を狙い，うまくつき
あったほうが得策です。「そんなことも知らないのか！」と担当者にぶつかる
のは止めましょう。知らないことは知らない，わからないことはわからない，
といい合える「同士」を目指し，わかった振り，知ったかぶりで研究チームが
存続していくのは危険です。

　データ管理者側がクエリを出す理由として多いのは，入力されたデータを誤
解しないように確認するためです。CRF に手書きされた文字や数値が判読で
きない場合，データが「外れ値」の場合（例えば，体温の項目に 50℃，血圧の
項目に 360 mmHg と記入されていたら，それは入力ミスでしょう），記載内

容が臨床医にとっては医学的常識で説明不要と思われたものの解釈が困難である場合，などが考えられます。

　クエリは，概要(山)の確認後に，内容(枝葉)を確認する作業に移行することもあり，クエリの照会項目が一度にすべて出されるものではなく，後から項目が増えてくる場合もあります。「最初から全部伝えてくれ」といわれても，概要を確認するまでは，細かい点に関しては照会できないこともあるのです。

　多忙な臨床医が最もイライラするのが，このクエリへの対応です。クエリに神対応できる研究者が理想で，クエリはキャッチボールであり，リアルタイムにまめに返答していかないと研究自体が進みません。

🔲 アサインリストとジョブディスクリプション

　研究体制の役割分担では，臨床医は現場とは異なり1人では何もできずチーム内で助け合う精神が必要です。発起人である研究者自らが「ずっと不在」となるような事態はあってはならず,責任を放棄された研究は医局内で「ゾンビ」となり，だれも管理しない，つかみどころのない研究になってしまいます。このような研究に参加している患者の気持ちはいかほどでしょうか。また，そのような研究を，上司からの命令で思いがけず途中から担当することになる臨床医も気の毒です。

　ARO に支援を頼もうにも，ARO 側の責務の範囲を超えた業務であり研究の品質リスクを増大させます。そのリスクを実感した時点ではすでに目の当てようもない状況となり，結局何の成果もなく研究終了届を提出する，という事態になりかねません。業務の譲り合いは，（臨床ではなく，研究分野では)隙間だ

表2　**アサインリスト(例)**

氏名	役割	開始日	終了日
菅●△夫	責任医師	2020/1/1	2021/1/1
許●太郎	責任医師	2021/1/2	
櫻●一郎	モニター	2020/1/2	

途中で終了した場合
いつから交代したのかわかる

らけのアカデミアによくある苦情です。

　ARO スタッフが，臨床医から研究業務を丸投げされ，いつの間にか臨床医が不在となる「研究あるある」は決して笑い話ではありません。忙しいからといって，途中から研究関連業務をさぼると，結局は ARO スタッフが代行するしかなく，ARO は下請けをするカオス状態となります。「この期間の担当者は誰ですか？」と調査が入った際，「わからないです……」といった恥ずべき事態になりかねません。この事態を防止するのがアサインリストです（**表 2**）。

　今ボールはどちらにあるのかという意識です。臨床研究はパス回しが大事であり，ラグビーに似ています。役割とは微妙に異なり，業界では「ボール」や「たま」と呼ぶことがあります。アカデミアには隙間が多いので，誰かが踏ん張る場面は必ずありますが，「いつも ARO がやってくれる」と考える成り行き文化では，ARO は疲弊するだけで，最終的に研究者自身に跳ね返ってきます。ボールの「持ち方＝パスを出すタイミング」は事前に決めておき，それを超えた「適切な支援」を共有し，互いに理解すべきです。

　似た概念が「ジョブディスクリプション」で，米国で普及している「職務記述書 statement of work（SOW）」のことで，日本の文化である「暗黙の了解」，

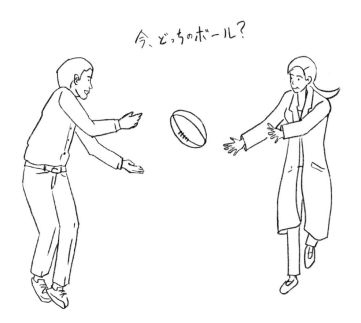

今、どっちのボール？

118

「忖度」から脱却させ，「ボールの持ち方」を事前に明瞭にしておくことです。繰り返しになりますが，アカデミアには「隙間」が多いので，企業とは異なり，アサインリストやジョブディスクリプションがないと「誰もしない」業務が出てくる恐れがあります。事前に最低限のアサインリストやジョブディスクリプションを明示し，適宜フレキシブルに対応するのが現実的です。

🔷 CRF 作成のコツはコンセプトシート

　研究のコンセプトシートを描けていないと，研究が走り出してから必要なデータが判明して焦ることになります。同じ理由で，CRF が確定する前に研究を開始してしまうと，必要なデータがなく，不要なデータばかりでてんこ盛りとなり，プロトコルにない項目を中途採用するような事態に陥ってしまいます。CRF はスリム化すべきといっても，肝心の項目がないのはもってのほかです。最も大事な項目が何であるかを事前に見極めましょう。

安全性情報の収集と報告

　臨床研究の作業工程に潜むトラブルには，安全上および運営上のトラブルがあり，何もない順調な臨床研究はあり得ません。何もないという場合は，見逃しているか気づいていないのです。医療安全の世界で普及してきたヒヤリハット，インシデント incident，アクシデント accident，オカレンス occurrence などの概念と同様に，臨床研究におけるトラブル情報の共有は臨床研究業界でも普及させる必要があります。それが臨床研究の質を高めます。

　運営する上での作業工程のトラブル対策よりも重要なことが「安全上のトラブル対策」であり，被験者保護に繋がります。研究上の安全に関する方策として，院内の医療安全部と連携すべきですが，臨床研究の安全性対応に関しては，研究者自身が責任を持たなくてはいけません。一般に，研究で使用する医薬品などの効果が増えれば，安全上の懸念は増えるはずなので，楽観視し，粗末にしてはいけません。

安全性情報に対する基本的な姿勢

　安全性情報が，自然と自動的に集まることはありません。治験では新しい医薬品を使用するので，未知のことであり，大きな網を張る必要があります。有効性では粗い網の目で大物だけ獲得しますが，安全性では反対に細かい網の目で些細な情報も網羅し収集します。安全性では，何でも積極的に取りに行きます。

　そこで，懸念されるイベントはあらかじめ項立てしておき，積極的に情報収集する姿勢が大事です。イベントとは，事象（起こった客観的事実）のことです。研究期間中に起こったすべての事象を入手する必要があります。「最近何かありましたか？」と漠然と問診するのでは不十分で，既知の事象を挙げ，「○○のようなことはなかったですか？」と具体的に「聞き取りに行く」姿勢が大事です。

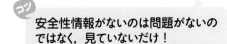

コツ
安全性情報がないのは問題がないのではなく，見ていないだけ！

有害事象収集の標準化，事前に項立てする

　有害事象とは，因果関係に依らず起こるイベントすべてです。副作用と同一ではありません。できるだけ収集するには積極的に「取りに行く」姿勢が肝心です。治験に慣れている診療科からは有害事象報告が沢山寄せられるものです。治験ではないしマイナーな安全な領域だからといって，成り行き任せでは問題視される時代です。少なくとも懸念される有害事象を事前にリストアップしておき，それが実際にあるのかないのか確認する工程と履歴がお勧めです。例えば，薬理作用的に，「転倒」，「交通事故」，「下痢」，「暴力」などが誘発されるような医薬品の場合，その有無を確認する必要があるかもしれません。事前に項立てをしておけば，「見ていない」という批判を受けることなく明確に，「有害事象はない」といえます。

　診療では「何か変わりはないですか？」というオープンクエスチョンが好まれます。しかし，臨床研究の場合は，必ずしもオープンクエスチョンがよいわけではなく，時と場合によっては「○○という有害事象はありましたか」というクローズドクエスチョンのほうが事象の拾い上げに有効なことがあります。

事象に遭遇した場合には，後観察も重要です。もちろん，リソースが限られる臨床研究では，治験並みに完璧なものを求めるのは無謀です。完璧を求めるがあまりプロトコルに記載してしまったら，実施しないとプロトコル違反となります。そこで最低限実施が可能な，できれば有害事象吸い上げ体制を構築するのが適切です。まずは臨床医として，研究で扱う医薬品や医療機器の添付文書を読むことから始めるべきです。

🔖 MedDRA と CTCAE

安全性情報を整理する際に重要な用語や基準があります。MedDRA（メドラと読む）は ICH 国際医薬用語集で，版は適宜アップデートされています（https://www.pmrj.jp/jmo/php/indexj.php）。

一方，CTCAE は有害事象共通用語規準（common terminology criteria for adverse events）（http://www.jcog.jp/doctor/tool/CTCAEv5J_20190905_v22_1.pdf）で，有害事象の程度を 5 段階に分類するものです。どちらも PMDA レベルのものですが，慣れてください。

臨床研究では，治験と比較し人的支援（リソース）が手薄なので，安全性情報収集に穴が開く可能性があります。臨床研究でも，被験者保護は最優先事項です。少なくとも，MedDRA と CTCAE は，臨床研究する上で，言葉程度には知っている必要があります。

安全性情報と関連し，臨床研究法上の特定臨床研究において，規則やプロトコル，手順書の不遵守（プロトコル逸脱，プロトコル違反）や，研究データの改ざんや捏造のことを不適合といいます。また臨床研究の対象者の人権や安全性，および研究の進捗や結果の信頼性に影響を及ぼすものを，重大な不適合といいます。

安全性情報に関する他の重要語について以下に挙げます。

医薬品副作用被害救済制度：臨床医があまり知らない制度ですが，臨床研究を実施する場合は，必ず PMDA のホームページ（http://www.pmda.go.jp/kenkouhigai_camp/index.html）で確認すべきです。請求者は患者ですが，臨床医が記載する書類があります。適応外使用の場合は，救済制度上該当しなくなるので，臨床研究では請求できないことが多いです。

市販後調査：市販後調査とは，販売直後の新医薬品の有効性・安全性の確認と，治験で得られなかった新たな作用・副作用に関する情報収集のために行われる調査の総称でPMS（post marketing surveillance）とも呼ばれます。具体的調査内容については，医薬品製造販売後の調査・試験・安全管理の基準を示したGPSP（Good Post-marketing Study Practice）とGVP（Good Vigilance Practice）の2つの厚生労働省令に記載されています。

　一般に，新薬発売直後，製造販売業者が全国の医療施設で行う使用実態調査，日常診療下で医薬品の有効性や安全性を評価し，治験で得られなかった新たな情報を得るための調査です。実施しない合理的な理由がある場合は対象とならないこともあります。一方で，市販後調査は安全情報収集が主な目的であるものの，調査に多額の費用がかかることや，調査の対照群がないので，対照群との比較ができず因果関係の評価もできないことなどの問題点も指摘されています。

臨床研究の保険：臨床研究に参加うる被験者の健康被害に対する「補償責任」と「賠償責任」をカバーする保険のことです。

研究工程に潜む「運営上」のトラブル対策

　運営上のトラブルとは，臨床研究の作業工程における「イベント」です。何かあってから検討するのではなく，何かあった場合の「発見」→「報告」→「検討」といった運営上の段取りを，事前に確保しておく必要があります。

🔹 シェアするが勝ちのQMS

　ビジネス用語としてのQMS（quality management system）とは品質を管理・監督する品質マネジメントシステムです。国際標準化機構から採用された概念で，品質管理を中心とした組織の活動として，継続的なアップデートを繰り返すシステムと考えられる比較的新しい概念です。これからの臨床研究では，QMSを踏まえた，次に述べるPDCAサイクルが機能することが求められています。

🔖 PDCA サイクルを回す施設内管制塔

PDCA サイクルとは，前述の「ALCOA」で解説しましたが，Plan(計画)し，Do(実施して)，Check(問題点を確認し)，Act(課題に対応する)の順で回り続ける事業サイクルのことであり，臨床研究の運営上のトラブル対応には必須です。PD を受け ⇒ CA の対応とは経営学での「いろは」にあたります。どの企業でも，来年の計画のために今年の PD ⇒ CA を確認します。臨床医(研究者)は，自分たちの実績，すなわち自分たちの事業である医療や研究を整理し，適宜振り返る，PDCA 的な見直し(データ化)にはまだまだ不慣れと思います。

例えば，令和元年の 1 年間では，何件の臨床研究が立ち上がって，何件が完遂，終了し，何件が発表され，何件がポジティブデータで，何件が論文化され，何件がいまだに動いていて，それらの組み入れの進捗がどれくらいで，何件が途中で中止になったか，速やかに正しい情報を発信できる「管制塔機能」がある医療施設は少ないと思います。理由は，各診療科，各研究者任せだからです。実臨床でも同じことが言えます。何件の手術があって，何件の合併症があって，それが全国平均と比較してどうなのかなど，全診療科の全執刀医ごとに整理している施設はまだ少ないと思います。

医療の質や研究の質とは，施設全体で PDCA サイクルを回さないと確認すらできないのです。よいとこどりの件数ランキングではなく，正しい母集団をもとにして，中止や失敗例も含めた情報を一元管理していく時代です。すなわち，各教室(医局)などで 1 年間に実施した研究の進捗管理を実施せずに，反省会も開催せず，来季の研究を個々に「いきあたりばっかり」で計画するのはプロ集団のすることではありません。研究における P(計画)と D(実施)を，個人ではなく，医局や施設として中立に振り返る C(確認)が不可欠で，それをもとに A(対応)するプランを立て，次の研究を見直すような姿勢が必要です。

類似していますが，SDCA は standardize do check act の略で，標準化した業務を実行，評価し，改善するために回すサイクルで，産業界でのビジネス用語です。

また，エラーが起こったときの検討会で，ヒューマンエラーだからという原因追及は素人の考えることで，ヒューマンエラーが起こったメカニズムを検討すべきです。いわゆる行動分析学であり，臨床医だけで追及するのには限界があります。

　医療安全分野には事故調査委員会(事故調)として医療事故調査制度があり，ヒューマンエラーに対する ImSAFER 研究会など，臨床研究の世界よりも進んでいます。エラーは，一定頻度で，必ず起こるものです。エラー(ミス)を減らすための方策として，個人の努力や注意に依存することは，ナンセンスです。

　組織や部署として，イベントに対して専門的に調査し，科学的に分析すれば，「環境」と「体制(システム)」の改善への材料となります。これら「管制塔機能」は作業工程のマネジメントで，安全対策にはもちろん，機能すれば研究不正は起こらないはずです。診療科の垣根を取り払い，勝手なことをさせないガバナンスがあり，なおかつ，おかしいと思ったらすぐに指摘できる体制の透明性が重要です。

◈ PDCA サイクルを自ら回せる研究者

　研究にも上手下手があります。最初から手術が上手な臨床医は稀で，下手くそな状況から段階を経て上手になっていくはずです。研究も同様で，最初から上手なはずはないのです。自分が研究上手かどうか考える必要がなかった文化こそ問題です。研究にはたくさんの失敗があります。見通しが甘い，負担が大きすぎる，無駄な検査ばかり，逸脱が多いなどです。感想ではなく，反省して検討(振り返りを)しないと，残念ながらいつまでたっても「下手くそ」なままです。

　PDCA は臨床医や研究者にはまだ根付いていないサイクルといえると思います。一方で，スポーツ界ではすでに注目されており，練習や試合にフィードバックをかけ，常にアップグレードする習慣です。是非，臨床研究の文化においても取り入れたいものです。

推奨文献

・Schulz KF, Altman DG, Moher D 著.　津谷喜一郎，元雄良治，中山健夫訳.　CONSORT 2010 声明.　ランダム化並行群間比較試験報告のための最新版ガイドライン.　薬理と治療 2010; 38: 939-47.
・厚生労働科学研究費補助金.　医薬品・医療機器等レギュラトリーサイエンス総合研究事業「治験活性化に資する GCP の運用等に関する研究」班及び大学病院臨床試験アライアンス.　臨床試験のモニタリングと監査に関するガイドライン.　臨床薬理 2015; 46(3): 133-78.

第 **5** 章

結果を適切に発信する

　本章では，監査および研究不正についてモラルや一般常識で
はなく，必要な知識として捉え，解説します。米国の QRP リス
トや，FFP について解説したうえで，具体的な「不適切事案」
を供覧します。研究の立ち上げから発信までの全工程に潜む「不
正への罠」を，危機感としてイメージできることが狙いであり，
他人事ではない身近な不正と思ってもらいたいです。

　データマネジメントについて特に意識すべきことですが，臨床
研究上の同意とは，得られたデータを学術活動に利用する（論
文を書く，学会発表する）ことも含めた同意であり，目的により
異なるため，同意の使い回しは許容されないということです。既
存の研究の延長や二次利用などについての判断は倫理委員会が
するもので，個人でしてはいけません。

　本章の最後では，研究を終わらせる際の「終了工程」につい
ても注意を促します。

監査についての基本的考え方

　論文投稿する直前の工程だからこそ，重要なルールについて詳しく見ていきます。

　特定臨床研究や，人を対象とする医学系研究に関する倫理指針における侵襲を伴う介入試験では，「必要に応じて監査される」ことになっていますので，プロトコルに記載します。あくまで「必要に応じて」とあり，計画段階では監査する予定は立てません。将来，必要となった場合にだけ監査となりますが，万が一の監査にも耐えうる工程は必要です。ここでは，この監査されても問題がない工程について見ていきます。

🔷 監査されるために必要な工程

　第4章のモニタリングの項で解説したように，監査されるにはモニタリングの工程が必要で，モニタリングされるには何らかの第三者工程が必要です。モニタリングの対象の1つとなるのがCRFです。監査には，体制監査，システム監査と呼ばれる，施設全体に対する基本的な監査もありますが，研究における監査とは個々の研究に対する監査です。一般に監査はCROが実施するので，コストがかかってきます。施設内にある監査部署との連携も必要です。

🔷 必要に応じて監査される場合

　必要に応じるべき状況の1つは，何らかの「不正疑い」が明るみになった場合で，おそらく内外からの告発から始まると思います。それは，研究中ではなくむしろ，研究が終了し論文化された数年後に起こる場合があります。治験では監査が必須で，監査が終了した治験に対しては，PMDAの信頼性調査（GCP調査）が実施されます。いずれにしても，研究不正とはどのようなことまでが該当するのかを理解しておけば，将来の研究においても安心です。

　次項で解説しますが，不正については一般常識でわかる，ニュースを読み，見ていれば想像がつく，といった類のものではありません。想像する以上に厳しく細かく規定がなされています。結果をまとめ，適切に発信するには，まず「避けるべき不正」を正確かつ具体的に認識する必要があります。「告発」は，

言いがかりでも予想外でも起こりうるので，どんな研究でも監査されても問題が生じないように備えることが重要です。

不適切な研究とは何かを理解する

　本書を通して，あるべき臨床研究の姿とは，正しい手順で進めているという履歴を証拠として残しながら進めることである，と理解しつつあると思います。

　研究施設には，臨床研究や倫理の研修を受け続けている研究者すべての教育履歴を残すことが求められています。米国では「研究不正対策」がすでに研修カリキュラムに取り入れられており，本邦の臨床研究研修においても，そのうち必須になると考えられます。不正が起こりにくい環境を育むことが重要です。

　一歩間違えば，不正行為を行ってしまう可能性は誰にでも生じます。ヒヤリハットが何かしら毎日起こっている可能性もあります。そもそも不正がゼロにはならないのが世の常です。ですから，不正ゼロを目指し，不正を減らす対策を講じ，進めているという履歴や謙虚さが大切です。以下に解説する不正に関する詳細を知らずに研究を開始することは，臨床で合併症を知らずに手術するようなもので，「危ないと感じたら」何度でも立ち止まり本書を読み返してください。

🗳 研究不正に関して知っておくべき概要
研究不正についての教育

　米国では，研究活動で不正が行われていないか監視する米国保健福祉省研究公正局 Office of Research Integrity（ORI）のビデオ教材「THE LAB」を用いた啓発・教育的活動が盛んです。ORI は，「適切な研究行為」と「明瞭な研究不正」の境界領域にグレーな行為として懸念ある研究行為 questionable research practices（QRP）をリストアップしており，各アカデミアには研究不正を調査する研究倫理担当者 research integrity officer（RIO）が所属して活躍しています。なお，「THE LAB」は，国立研究開発法人科学技術振興機構 Japan Science and Technology Agency（JST）の研究倫理ホームページで日本語版が閲覧可能です。

> **研究不正のグレー行為**
> ・改ざん（データの操作）
> ・記録を保管しなかった
> ・他の研究者の発想を許可なく使用した
> ・被験者，学生，依頼人などとの肉体的な関係を持った
> ・期待外れのデータを公表しなかった
> ・研究に関与していないのに論文に名前を載せた
> ・他の研究者の不備に気が付きながら見過ごした
> ・直感でデータを除外したことがある
> ・外部・内部の圧力で，研究を変更したことがある
> ・完遂を急ぐために手抜きをしたことがある

〔日本学術振興会．科学の健全な発展のために—誠実な科学者の心得—。p.53 〜 54. 《https://www.jsps.go.jp/j-kousei/data/rinri.pdf》（2020 年 3 月閲覧）を参考にして作成〕

不正行為対応の現状

　厚生労働省が「研究活動の不正行為への対応に関する指針」を発信しており，文部科学省では，「研究活動における不正行為への対応などに関するガイドライン」および「研究機関における公的研究費の管理・監査のガイドライン」などを踏まえ，「文部科学省の競争的資金などに係る研究活動の不正行為並びに，研究費の不正使用及び不正受給に関する告発受付窓口」を設置しています。

　各大学には，不正相談窓口やコンプライアンス窓口が設置されており，研究分野をはじめ，不正行為に関する通報ルートが確保されています。研究の世界のみならず，産業分野でもコンプライアンスが重要視されています。窓口が存在しない大学では，研究不正を通報するための窓口を新たに設置するよう指導され，その利用も普及しているようです。

研究ハラスメント環境

　よく耳にすることですが，上司に提出した大切な論文が，何らかの理由で返してもらえない場合，「上司の査読が 1 年音沙汰なし。読まないなら論文返し

て！」といった気持ちになることでしょう。勇気をもって上司に催促した挙句，上司と話をしても取り合ってもらえない，理不尽な理由で研究をストップさせるなどの行為は，れっきとしたパワハラやアカハラに該当する場合もあります。
　そのような状況では施設内のコンプライアンス窓口を利用すべきです。

不正相談窓口

　不正相談窓口のない施設では，臨床研究をすべきではない，といえる時代です。附属病院の場合は，大学のキャンパスにある場合があります。一般に，あらゆる相談窓口は，通知者を保護するために，「通報を理由とする不利益な取り扱いは受けません」と標榜しています。また，通報者の個人情報，プライバシーは厳に守られます。しかし，同じ施設や職場の内通者に対する保護環境は，本邦では手薄であるといわざるを得ません。通報者を守る環境が整っていると思えない現状では，信頼できる上司や同僚に相談することが先決です。法治組織ではないアカデミアでは匿名で告発しても，匿名であることが漏れないとは限りません。QRP リストによれば見逃しも不正関連要因です。告発後に，信頼できるはずの上司が口をすべらせれば同じ事態に繋がります。
　不正相談窓口がない組織では，研究すること自体が危険な時代ですが，窓口を利用した通報キャンペーンをするつもりはありません。ただ根も葉もない疑いや，仲の悪い派閥からの誤解の元になる懸念材料を払拭できる工程で研究を実施していれば，安心だということを強調しておきます。安心な工程とは一般には透明性の担保であり，第三者が行うデータ管理システムの利用や履歴の残るシステムへの登録と公開です。それらがすぐに実施できない場合は，とにかく研究は 1 人（同じ診療科の臨床医たち）だけで実施せずに，臨床医以外も含める施設内チームで取り組み，そのチームで定例会を開催し，議事録としてメモを残すだけでもトラブルに巻き込まれない環境に繋がります。そのときに他科の臨床医を入れるだけではなく，臨床医以外を入れることがコツです。同じ施設内の臨床医の臨床研究に関する理解は同程度であることが多いので，臨床医以外を入れる必要があるのです。このような工程で実施していることを記録として残すことが，未来の自分たちを守るために大事です。

研究は1人かつ同科ではなく，他科
の臨床医以外のスタッフも含めると安
全！

不正が独り歩きする前に

　論文化する前なら，グレーな不正行為は実臨床における「インシデント」に過ぎません。やり直しが効くので，この時点であれば，指摘した者は，その研究者の恩人といえます。まず，自分や研究チームの誰かが，不正に該当するような不適切な研究行為を行わないよう，本書でイメージ化してください。

　一方，論文化した後では問題になりがちです。いわゆる冤罪であっても，長期間の調査が入ります。学会発表や抄録だけならまだ研究の途中段階であると言い訳できる場合もあるかもしれません。研究の総括報告書作成後や論文掲載後であれば，その研究チームが関与した論文を対象とする調査が入り，風評被害を招き，最悪の場合は論文撤回，職場異動となりかねません。

研究不正の種類

　臨床研究は始めるまでが肝心で，開始前には勝負がついているものです。研究では発想はいくらでも自由であっても，方法には掟が存在します。掟に背くことは研究者として失格であるにもかかわらず，掟についてほとんど知られていません。掟を学習することが「研究不正学」です。米国では，研究者は「研究不正」を最初に学ぶそうです。

　不正について臨床医があまり知らないことの1つが「FFP」です。捏造 fabrication，改ざん falsification，盗用 plagiarism の頭文字を指しています。行為の詳細を説明すると以下になります。

　捏　造：実施していないのにデータを作ってしまうこと

　改ざん：結果に意図的に手を加えること

　盗　用：他人の業績を勝手に拝借すること

　改ざんには，データの値を勝手に修正する場合の他にも，期待外れのデータを有する症例を除外する行為があります。企業から金銭が流れているような不

正ではなく，ちょっとした不正なのです。例えば，次のような事態です。

　新薬 A と従来の B 剤を 10 人同士比較する研究を始めました。担当患者のうち，実際の新薬 A を使用していたのは 15 人で，B 剤の使用は 30 人だったようです。15 人→10 人と，30 人→10 人の選別工程は研究者しか把握していません。もしかしたら，いいとこ取りで，新薬 A の結果が良くなったのかもしれません。研究者以外は症例選別の作業工程の真実を知らないのです。カルテには臨床のことしか記載がありません。堅物で真面目な先生なので，妙なことはしていないはずですが……。

　大事なことは，不正が起こらないような体制と予防です。とはいえ不正が起こらない体制と予防がきちんと整理されている大学や施設は非常にまれです。内部監査システムの稼働が重要であり，臨床研究中核病院では必須の部署とされつつありますが，同システムが全国に普及するには 10 年かかるでしょう。ですので，現在のところ具体的に提示できる策はないものの，本書をきっかけとして不正防止のための体制(文化)が醸成されることを願っています。

　研究を縮小化させるのではなく，不正を許さない組織の空気，何が不正に該当するのかを学ぶ組織内の教育が肝心です。不正に対する教育は，ブレーキというよりも保険に似た位置づけです。

知らぬまに不正に陥いる環境

　実際に不正はなくても，選別工程に透明性を欠き，疑われる余地を残す研究体制が危険なのです。意図的なことが隠れていれば不正ですが，恣意的ではない場合には不適切研究で，「杜撰な体制」に該当します。つまり選別作業工程の履歴(証拠)がないと不適切となり，一歩間違うと不正です。この「一歩間違うと不正」であるのを適宜教育していない場合には，外部査察側から見ると，研究組織としては「ガバナンスが不足している」ことになります。

　先入観を持たないニュートラルな研究モラルの教育には，施設全体の研究モラル体制が必要です。モラルは自然に身につくわけではありません。施設では研究モラルを教育する必要があり，さらに適宜更新する必要があります。

不正告発

　常に1人で研究していて，いつの間にか抄録が存在するのは，被験者やデータを使い回しているのかもしれません。倫理委員会を通しているのか，研究上の同意書があるのかどうか，誰も知らないのも怪しいです。誰も知らないというだけで怪しまれると思っておいたほうがいい時代です。告発されれば調査が入り，白黒がつかなくてもアカデミックキャリアが暗礁に乗り上げるかもしれません。冤罪で研究にケチがついたとしても，胸を張って大丈夫と断言できるように，作業履歴はきちんと残してください。

不正をしない，不正をさせない，不正を見逃さないという組織体制が肝心！

🗌 封印したい禁じ手あるある

　ちょっとした出来心で，研究者としての道を踏み間違え，逮捕されるような事態まで行かずとも，組織として庇えず，ガバナンス上の理由から解雇され，大学や施設にいられなくなる瞬間が来るかもしれません。

　不適切な研究の例として以下の4つを，また内外部からの告発例（あくまでフィクション，**コラム**参照）を提示します。昨今のニュースで報道される幾つかは，研究者の誰もが陥りやすく，今そこにある不正の扉であり，他人事ではないはずです。

1. 外来で診ている患者を前向きに半年間フォローした研究

　最初に決めた組み入れ30名が，研究出口の30名という履歴がなく，期待外れの4名が排除され，あらたに4名が組み入れられました。つまり組み入れ合計は34名なのに，いつの間にか被験者数は30名になりました。

　操作はしていないと反論したところで，調査が入れば「やっていない」と断言できる証拠もないので，不適切な研究者という印象を持たれます。

　つまり，データ選別工程が研究者の頭の中（あるいはノートの中）だけではマズイのです。そもそも30名全員がゴールに辿り着くことは珍しいので，不信感が沸きます。治験であっても何人かは逸脱するもので，全員が順調にデータとして到達した時点で，むしろ怪しいといえます。対策としては，治験にはあ

りますが，研究にはない第三者部署の組み入れ登録工程を設けることです。

2. プロトコル A とプロトコル B の研究はまったく別もの

　プロトコル A において組み入れた患者数名と，別のプロトコル B において参加した患者数名のデータを合体した「成果（もどき）」を研究結果として発信しました。

　悪意がなくとも「不適切な研究」です。無意識に行っている時点で，科学研究者として脇が甘いといえます。これ自体が「不適切な研究」であると知らなかったのかもしれません。

　倫理委員会でプロトコル A もプロトコル B も承認されていたとしても，A＋ B を検討することは，別の研究とし改めて倫理委員会で承認されなくてはいけません。

3. 学会で後ろ向き研究の結果を発表し，助言された研究

　座長の先生から，「さらに長期経過を観察し，是非また報告してください。期待しています」と言われました。そこで，病院に戻ってから研究を進めました。翌年の学会で長期経過を発表しました。

　座長のリクエストから追加で追った最近の成果は「前向き」研究です。改めて倫理委員会の承認と，「前向き」なら個々の患者から文書での「同意書」を得ることも可能です。追加の「後ろ向き」だとしても新しいプロトコルと倫理委員会の承認が必要です。

　学会参加者に会場で指摘されれば，問題に繋がります。座長のせいではありません。同意なしで前向き研究を実施し，報告までしたら「不適切な研究」ではなく「倫理指針違反」になりかねません。延長，延長で，漫然と追加する研究スタイルは止めましょう。

4. 研究中の対応ミス

　組み入れ規準が厳しくて半年経っても 1 例もありません。そこで，規準を緩めることにしました。これは結果に影響するメジャー改訂です。

　プロトコルの版が大きく変わった場合（メジャー改訂）は，臨床研究でも再同意を得ることが望ましい時代です。取り直せる同意は取り直す必要があり，少

なくとも再同意を得るアクションを起こしましょう。そんなものは必要ないと，勝手に判断してはいけません。

また，研究が走っている途中で小出しに発表するスタンスもよくありません。データロック（データの固定）を無視しているので，研究終了前にデータとして利用することは「不適切な研究」となります。

OUT

メジャー改訂の定義は臨床医にとっては不明瞭であり，プロトコルが改訂されるたびに，改訂を審議する倫理委員会の判断で「メジャー改訂」とみなされ，倫理委員会から忠告された場合は，再同意を得る必要があります。治験では必須ですが，現時点で臨床研究では再同意を取っている研究は多くはないでしょう。ただ，厚生労働省の方針から，再同意の文化は，2030年には常識になると思われ，今から慣れていく必要があります。

また，第三者データ管理システムで進めている研究であっても，前後比較試験や盲検でない（オープンな）2群比較試験であれば，研究途中に，誰でも結果を把握でき早めに発表したい衝動にかられ，抄録を書いて学会で発表して，論文投稿してしまう実情があるかもしれません。これは実はアウトですが，アウトと周知されていません。第三者データ管理システムから「不適切事案」として逆報告され監査に上げられ，最悪の場合は論文撤回となります。本来は研究途中の発表は厳禁であることを理解し，抄録や論文を投稿する際は，第三者データ管理システムや施設内の詳しい人や倫理委員会に問い合わせる習慣が大切です。

施設内で1つの案件ならばまだしも，このような事案が監査で複数も発見されれば，行政指導されかねません。臨床系の学会では，見込み抄録（まだ終わっていない継続中の研究結果を先読みして作成する）という悪しき伝統がありました。現在の臨床研究法時代では，研究途中のフライング発表は研究者失格といえます。関連学会でも啓発していただきたい「落とし穴」です。

データの良いとこ取りの発表はタブー

臨床医を守る臨床研究の工程管理

　研究者の善意，熱意，努力に依存するだけではなく，研究の全工程に疑いをかけられる余地を失くすことがプロです。施設や診療科や疾患分野を超え，水平展開できる汎用性ある「教訓の共有」という文化を醸成し，ルールの丸暗記ではなく，ルールの意味を考え，より適切な「研究プロセス」を踏める研究者を目指したいものです。

　そのためには，工程に潜む多くのエラー（ミスではなく不適切工程）を認識す

危機感をもつための怖い告発話　　コラム

話A：ある患者の家族から，厚生労働省に電話が入りました。「亡くなった祖母の担当主治医名をふと検索していたら，新規治療法について学会発表をしていたみたい。祖母も対象となる期間に相当するみたいだが，研究に協力した覚えはなく何も聞いておらず，どういうことか？」。厚生労働省から病院に連絡があり，調査した結果，倫理審査もされていない治療法であり，必要な「研究上の」説明同意書をその患者に対して取得しておらず，計画書もないことが判明しました。

　厚生労働省の指導により，病院として謝罪，全被験者（患者）に連絡することになりました。その結果，担当医を指導する立場の教授が依願退職し，担当医も大学を辞めることになりました。

話B：ある大学病院で内部告発がありました。Y大学Z診療科のX教授の学会発表は必要な手続きを経ていない可能性があるので調査して欲しい，と。内部調査ではグレーで，監査の指導により外部調査を開始しましたが，外部調査委員会でもグレー（証拠不十分），公表には至らない事案となりました。しかしマスコミに「Y大学のX教授の論文は捏造」と密告があり，週刊誌に掲載されてしまい大事件です。病院長が記者会見で，内部調査の結果，事実関係は不明であると報告はしたものの，組織ぐるみの行為であったのではないかとしばらくの間，誹謗中傷を受けました。

ることが重要です。母集団は適切だったのか，真の母集団なのか，恣意的に集約された母集団だったのかという疑念が後から生じるかもしれません。都合のよい症例だけの選り好みや，チャンピオンデータ（受け持ち患者中，最も経過のいい患者）の羅列ではないという証拠がリクエストされるのです。モニタリングする部署やデータセンター，あるいは倫理委員会などの第三者を巻き込んでください。

　研究者は，研究データを第三者に経由させて，その経由した履歴をコツコツ残し，保管しましょう。

🔲 後から手を加えるデータ取り扱いは厳禁

　研究中にさらに貴重な情報（データ）が判明したからといって，研究途中から新たな種類のデータとして勝手に加えるのは問題です。事前にどのようなデータをどう集めるか工夫します。研究は仮説検証の世界なので，事前に予測して，必要な網の張り方を工夫すべきです。何事も事前に決めておくことが前向き臨床研究の掟です。どのように分析するかは，統計解析計画書(SAP)にあらかじめ記載します。

　事前に仮説を設定していない場合，たくさんのデータのうち，1つや2つは有意差が出るもので，どこかで切り込めば，何かは見えるものです。しかし，真の研究者が目指すべきものは，迷走しかねない網羅的研究ばかりであってはならず，「なんでもあり」は止めましょう。

🔲 有意差の出た項目だけ切り取って先に発表してはいけない

OUT　研究で一番見たい点を評価する指標（モノサシ）を「主要評価項目」，次に見たい項目が「副次評価項目」です。主要評価項目は1つで，副次評価項目もせいぜい3つくらいが望ましいです。事前に網を張った主要評価項目と異なり，ついでである3番目の付随的な検討項目を探すために研究は計画されていません。つまり，主要評価項目以外は，傾向があるという程度の要素しか含まれていません。仮に主要評価項目がネガティブなら，それを最初に示した上で，「3番目の結果」を公表するのは可能です。その場合でも「副次には有意差が出た項目もありましたが，解釈は慎重性を要し，再

確認が必要です」という程度の位置づけになります。

　ネガティブな主要評価項目を伏せておいたまま，「有意差が出た」副次評価項目だけを先に発表するのは反則です。副次評価項目であっても，有効性にはインパクトがあるので，セミナー後に独り歩きされると，大きな誤解を与えることになります。後で主要評価項目も発表するから，まずはランチョンセミナーで副次評価項目をお見せしますというのは，掟破りなのです。ありがちではありますが，ここで妥協すると，一流の研究者にはなれません。

有意差が出た評価項目に惑わされない

　研究ではどこか切り取ったら何らかの有意差が示される（p値に差が出る）ことがあります。学会で発表した場合には，聴講者は，ポジティブな結果に食いついてしまいがちで，大いに惑わされることになります。たまたま差が出た「ついでの結果」を切り取って独立させ，発表してはいけません。主要評価項目と副次評価項目とで矛盾した結果になった場合，貴重なセレンディピティではあるものの，期待通りの項目だけを先に公表するのはアウトです。これは，良いとこ取りの発表をする，科学的な結果をゆがめて発表するといった点で，広い意味での「不正」に該当する行為です。

　結果に踊らされてはいけません。**第3章（66ページ）**で，ネガティブデータの重要性と，ネガティブデータを公開する義務に関して解説していますので参考にしてください。

複数の研究を合体して，成果を出す「工夫」は危ない

　例えば，同じ時期に類似の研究が複数走っていたとします。悪意もなく，なんとなく興味のあるデータのみをピックアップし，自分の過去の研究と最近の研究を勝手に合体して学会発表すると，実はこれもアウトなのです。

　プロトコルの異なる2つの研究の取り扱いには注意してください。症例報告を寄せ集めするのも問題で，臨床で個々に試みた新規医療行為が10例集まったので10例の平均を取って従来の治療と比較することは，分母の10例が適切かどうか不明である場合，正しい後ろ向き研究ではありません。複数の症例報告サマリーを整理することになり，チャンピオンデータの集計になります。にもかかわらず，比較を目的とした臨床研究であると誤解を与えるような表現

があれば（無意識でも），アウトです。

　一方で，複数の研究を合体した成果に意義がある場合は，倫理委員会で承認してもらえば発表が可能です。倫理委員会には施設ごとに窓口や事務局があり，施設には事務局推薦のご意見番の臨床医や統計家やデータマネジャーがいるもので，日頃から何でも気軽に相談する相手をつくれる施設全体の職場の空気が必要です。

後ろ向き研究の場合を考える

　例えば，臨床で試みた新規性のある治療を受けた症例が 20 例たまったので，後ろ向きに検討する場合，その後ろ向き研究に連続性があり，1 例も漏れがない場合は価値が高いです。一方，たった 1 例でも漏れがあると連続性が崩れ，母集団の選定が不明瞭となります。

　異なる研究では，異なるベースラインの合体なので，これらを統合して解析することは手続きや解析手法も複雑，高度になります。また，研究 A と研究 B を合体する論文 C の投稿には，必ず対応するプロトコル A，B，C の存在が必要です。プロトコル A と C はあっても，プロトコル B がない場合には，施設内の倫理委員会に判断を委ねます。1 人で勝手に判断するのではなく，とにかく倫理委員会を経由することで，研究者の身の安全は保障されます。

　実際には研究者しかわからないことですが，研究の生データまで詳細に調査すれば不適切だとわかります。「予定した基準で選択した適切な症例からの生データである」という証拠がないなら，「杜撰な研究」といわれる時代です。合体して発表する際は，合体して検討する妥当性や科学性について倫理委員会の意見をもらいます。またそれぞれの元となるデータがきちんと固定していることも必要です。

　幾つかの研究を合体すること自体が悪いのではなく，合体した発表に対しても倫理委員会の承認を必要とすることを認識することが重要なのです。症例報告，後ろ向き研究，前向き研究のように異なるジャンルの研究成果を合体することには，ネジレがあることを理解し，学会や論文で聴講者や読者に誤解を与えないという意識が必要となります。興味を持たせるための安易な工夫は，むしろ危ないといえます。

数年後の「臨床研究」の常識

　数年後に，これらの掟が普及すれば「常識」になります。掟を知らずにそのまま進めてしまうと，常識離れした研究者になってしまいます。各種の掟が常識になった将来，遡って告発されてもスキャンダルとなってしまうので十分注意します。掟は「モラル」か「マナー」ともいえる，目指す「あるべき姿」です。自分は不正なんてしていないと高をくくった時点で，リスク管理を放棄しており，研究者としては危ないです。後ろ向き研究でも事前の計画性が肝心で，プロトコルを作成し連続した症例を選択する研究としての履歴を残す習慣が必要です。論文では見えにくい，解析に用いる数字を導き出すまでの「プロセス」こそが重要であって，その足跡を残せないと「必要に応じて監査」に耐えることはできません。

危ない橋を渡っていると感じるなら第三者に相談

　似たような経緯ですでに論文を作成していたらどうすべきかを解説します。論文には UMIN や jRCT などの登録先ナンバーを記載する箇所がありますが，使い回しをしていませんか？　投稿前なら，倫理委員会を通してアップデートし，改めて UMIN などに登録してから投稿してください。しかし，ここでさらに注意が必要です。UMIN に登録した研究でも，倫理委員会の「承認番号」は使い回しではありませんか？　すでに論文になっている場合，番号を照合すれば，将来 UMIN の登録内容と発表論文との差を指摘され，研究不正として取り扱われる可能性があります。

　登録や承認を拡大解釈して使い回すのは止めましょう。厚生労働省に相談した場合，責任は研究者や診療科ではなく施設長に及びます。あらかじめ施設に相談しておかないと，病院長は厚生労働省から呼び出されることになります。

　これからできる最低限守るべきこととして，危ないと感じる工程で研究をしているなら，その研究を止めましょう。施設内にある，または身近な倫理委員会事務局，データマネジャー，生物統計家，臨床研究に詳しい臨床医に，気軽に相談し，自分たち（同じ診療科の臨床医）だけの研究に第三者として介入してもらい，倫理委員会やデータマネジャーを後ろ盾に身を守る保険とする習慣（文化）を持つようにしてください。現在進行中のものであれば，倫理委員会に包み隠さず相談するという段取りを踏めばリカバリーでき，やり直すことが可能

です。

　学会発表，論文投稿の前に，本書を手にしたのなら，是非，立ち止まってください。慌てて論文化したらその論文は，時限爆弾をかかえることになるかもしれません。

研究者のためのデータマネジメント

　第4章では，研究が走っている間の作業として，モニタリングやCRFに関する解説をしましたが，ここではデータマネジメント(データ管理：DM)業務に関して述べます。発信する段階になってその必要性に初めて気が付く，「第三者が行う品質管理の重要性」を理解してください。

　統計解析者が第三者ならばよいというのではなく，データを収集作業している「期間中」にこそDMをはじめとした第三者による関与が必要です。研究の品質の根幹に関わるマネジメント体制が適切に組み上がっていないのに，研究成果を世界へ発信するのは，将来的にさまざまな批判を受ける可能性があります。

　世界に発信する前段階であるならまだやり直せます。すでに論文化していたならば，容易に論文を撤回することはできないでしょう。少なくとも次に企画する臨床研究では，必ず第三者によるデータ管理工程を補強してください。具体的な方法はいくらでも学ぶことができますので，DMやモニタリングの講習会を受けるのもよく，自らスキルアップしましょう。

🎁 データマネジメント（DM）担当者の育成

　これからの時代には，治験以外の研究でもデータマネジャーやモニターが必要です。外部のCRO任せではなく，研究実施施設で，研究者がアクセスしやすいデータマネジメント(DM)部門やモニタリング部門を設け，そこで研究を支援する人材を育成する必要があります。

　仮に臨床研究で第三者によるデータ管理が必須事項となれば，本邦で実施される臨床研究の数は100分の1くらいに減って研究態勢が沈滞化し，学会の演題が激減して小規模学会は存続の危機が訪れるでしょう。研究が現在の1%

に減少したとしても，エビデンスのレベルが高く，適切な臨床研究が増えてくるほうが，開発目線では大事だというのは一理あります。しかし，別の選択肢はないのでしょうか？

　この問題の打開策には，研究意識の向上と環境整備が不可欠です。必要な環境整備とは，単にシステムを構築すればよい，というものではなく，品質管理業務に精通している部門を備えることです。

　真の第三者データ管理には，データの入力や修正の際に履歴が残るシステムが必要です。一般のパソコン（PC）に入っているようなシステムでは履歴が残りません。一方で，治験用のシステムはランニングコストが莫大なので適していません。ARO の臨床研究（治験以外）では，REDCap や ACReSS などアカデミア向けのデータマネジメントシステムが多く使用されていますが（2020 年現在），コストもある程度かかります。UMIN の医学研究支援システム（INDICE）も活用できると思います。

　システムがあったとしても，アカデミアには臨床研究に対して DM を行う担当者自体が少ないのが実情です。多くの施設には，臨床研究におけるデータマネジャーはまだほとんどいません。データマネジャーの数は，大学病院でも臨床研究中核病院などの施設以外では足りません。これでは，CRO を使用できる大型予算がない場合は研究ができないと悲鳴が上がります。

　「必要に応じて監査」される環境には DM は大切であり，第三者データ管理が必要です。企業に勤務しているデータマネジャーを，アカデミアにリクルートすれば即戦力となってくれますが，非常勤のポストしかなく，賃金問題から

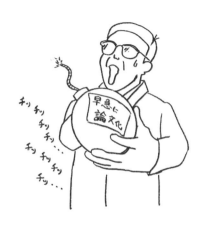

容易ではありません。また，企業出身のデータマネジャーが，臨床研究においても治験レベルを求めるためオーバークオリティーになりがちです。研究の目的に沿って品質のレベルを変える柔軟さが求められます。

　そこで，PC を使いこなせる職員を「臨床研究向けの」DM 担当として育成することが望ましいです。研究者がどれだけ生物統計に精通していても，DM 担当部門がない研究は危ないのです。どうすれば，DM 担当者として育成できるのでしょうか？　治験向けとして幾つか存在する DM 担当育成コースの研修を受けてもらうのも手です。意義ある手弁当の臨床研究に対し，治験並みのリソースをかける DM を要求するのは実施可能性から困難であり，今までは DM ゼロであった臨床研究分野に，臨床研究向けの DM 部署を育成できるのは，臨床研究の実績がある臨床医だけです。

🗂 DM 実務者を育成する環境に必要とされる臨床医

　臨床研究に対するデータマネジャーとしては，PC を普通に使えることが最低限の条件です。次にプロトコルの Visit 表から来院時の検査をイメージし，CRF の中身と整合性を持たせるスキルです。医療施設に勤務した経験があればなおよいですが，医療現場の経験がゼロであっても，トレーニングすれば，やがて独り立ちできると思います。続いて必要なのがクエリ作成スキルです。クエリについては**第 4 章**（115 ページ）で概要を解説しています。

　大事となるのが，研究者（臨床医）とデータマネジャーとの通訳ができる，CRF やクエリの意義を理解している臨床医の存在です。プロトコルの医学用語を噛み砕いて説明できる，研究者と DM 担当者の橋渡しができる臨床医が施設にいることが，アカデミアにおける臨床研究用の DM 担当者の育成には重要であると思います。施設ではなく，本邦全体で考えると，リソースが十分な治験とは異なる臨床研究向けの DM を育成するためには，臨床系の各学会が薬理系の学会と連動する必要があります。双方に参加してきた筆者の経験から，交流が十分なされているとは思えません。

　臨床研究の DM を，治験向けの DM からは切り離すことはできません。治験を担当する DM 部署が，臨床研究の DM も担当するからには，臨床医や学会と意見交換を繰り返す必要があります。臨床研究に特化した DM 担当者が必要です。臨床研究は，治験と比べてより臨床現場に近い立場にあり，その工

程を残すための DM です。

　論文投稿する段階で，データマネジャーの存在を希望するでしょう。なぜなら，データマネジャーが存在する工程では確実に安心が得られるからです。とはいえデータマネジャーに責任の一部がかかるわけではありません。DM を通して作業工程の履歴を残しながら進める研究スタイルこそが安心を生むのです。

臨床研究用の DM 実務者が存在していた場合の心得

　施設内に DM 部署があったとしても，すべてを丸投げするのではさまざまなイザコザが起こりえます。臨床医は臨床では常にリーダー的存在であるので，院内の活動で主導権があります。データマネジャーは医療職ではないこともあり，研究では，ますます臨床医のペースになります。例えば，臨床医はデータマネジャーからのデータ管理の助言に対して，その理由が理解できず，データマネジャーに対して露骨に不満を示すことがあり，なかには「臨床をわかっていない」と叱責する臨床医さえもいます。「教授に言われたけれど忙しくてDM まで手がまわらない」という不満や愚痴を聞かされ，丸投げされるデータマネジャーはたまったものではありません。

　臨床研究に積極的に取り組んできたデータマネジャーであっても，心はへし折られ転職願いを出すこともあります。残された DM 担当と臨床医は疲弊し，現場環境は負のスパイラルで悪化の一途です。

　負のスパイラルを回避するには，DM 担当者へのリスペクトが必要です。従来の研究者は，研究上の掟で知らないことが多く，研究途中で（終了手続き前に）発表してしまうことも，少なくなかったと思います。DM 担当は，工程上の，このようなトラブルを発見してくれる非常に貴重な存在です。臨床研究工程におけるトラブルシューティングのチャンスをくれるのが，DM 部署なのです。

　アカデミアの臨床研究環境で大事なのは，DM をリスペクトする文化です。そこで提案です。DM 関連のトラブルは，施設全体でシェアし，フィードバックする体制が重要です。同じような「臨床医 vs. DM 部署」の揉め事が頻発しないように，予防線を張るのが目的です。施設内の研究で起きた運営上のトラブルは施設全体にとってはむしろ貴重なサインなので，全体でシェアすべきです。これが組織としての PDCA サイクル体制です（**第 4 章，122 ページ参照**）。

論文投稿する際に，DM部署と連携する文化を醸成するのが，臨床研究法時代に提唱する環境整備です。

事前にデータ解析担当者を割り当てる文化を構築する！

研究室のPCにデータを入れ，1人で解析し発表してはいけない

カルテ，心電図，CT画像などの医療データは，臨床では，臨床医，薬剤師，看護師や検査技師などの医療者に限定して入手できる情報です。一方，研究では，症例報告書（CRF）という媒体を用い，医療職以外もデータを閲覧できる第三者データ管理部署とのキャッチボールが始まります。

今は，研究者自身がデータを持っていることは，不適切な時代なのです。質の如何にかかわらず，本来研究では，（紙または電子）CRFにデータを移し履歴の残るPCに入力して一括管理します。修正履歴を残さないと，改ざん行為がなかったという証拠にはなりません。自分のPCにデータを保存して，ときどき閲覧して勝手に操作してはいけません。自分たちは真面目に研究していると主張しても，証拠がなければ不正行為を疑われる可能性を残すことになるので，データを第三者に中央管理してもらいます。ログインや修正に履歴が残せるシステムでの管理が望ましいです。

臨床研究でも「データシェアリング」の時代となり，多くの英文医学雑誌が加入しているICMJE（医学雑誌編集者国際委員会）では第三者データ管理体制がリクエストされ始めており，データ管理体制がない場合には論文投稿ができなくなるでしょう。一方，PCに安易にUSBメモリを繋ぎデータを外部に持ち出すのは，個人情報保護の観点からさらに問題となります。

成果物の品質管理はプロセスの工程管理

修正履歴を残すことが必要である理由は一定の質を保つためです。例えば，昨日工場で製造した自動車より今日の自動車のほうが質が良いといったことはありません。コンビニで売っているチョコレートの色が異なる，カップラーメ

ンに異物が入っていれば,事件として報道されます。研究においても同様です。自動車,チョコレート,カップラーメンは各メーカーの成果物です。研究における成果物はデータであり,その結果としての論文です。同じ成果物であるはずなのに,研究分野にだけ質が不要であるとはいえません。一定の質を保つことを品質管理(クオリティーコントロール,QC)と呼びます。

　産業界では品質管理が重要で,品質管理上でのポイントは,標準化と作業工程管理です。標準化には標準業務手順書(SOP)の存在が重要です。これからの時代の臨床研究の成果物は,「成果物(製品)」と同じように,「工程の品質」が重視されます。臨床研究の実施前から実施中に工程管理を担うのは,先に解説したモニタリングです。何重にも作業工程のフィードバックがあり,最初から最後まで工程ごと信頼性担保に心がけているというイメージです。また,必要に応じて監査されるのが臨床研究であり,監査にはモニタリングが不可欠です。

　第三者データ管理体制としての CRF がないと,モニタリングはできません。学会発表する際は,結果の重要性と同時に,作業工程にも,開始から終了までの段取りに対し自信を持ちたいものです。そのために,DM を活用すると安心です。

　施設に DM を理解した職員を雇用し,DM をリスペクトできる環境を育成することに取り掛かって欲しいものです。ハードルが高いのなら,最初は外部CRO を活用し,外部 CRO の DM 担当をリスペクトすることから始めてください。そして何らかの DM を研究工程に導入してください。

第三者データ管理体制としての CRF がないとモニタリングはできない!

研究を終了させるにも手順が必要

　学会発表時もさることながら,論文投稿時に注意したいポイントは,作業工程履歴の最終段階としての終了作業です。研究は勝手には止められません。研究者が「止めた」と宣言すればよいのでなく,研究をきちんと終わらせるためにも,適切な手順,工程が必要です(図 1)。

研究を終了させるための段取り

「臨床研究終了の定義」について解説します。研究者が手を挙げれば終了というような安易なものではありません。何らかの理由で終了する場合には，適切な工程が求められます。研究者の終了スタンスが，生物統計や DM のスタンスと異なることが少なくありません。研究の終了とは，一般には総括報告書の作成（後述）と倫理審査委員会などへの終了報告（終了届）の提出です。そのために，統計解析は終了しており，また統計解析のためのデータ収集やデータロック（固定）完了しておく必要があります。

データロックは CRF に入力されたデータのクエリがすべて終了し，データとしてこれ以上修正がない状態を示し，誰もデータを操作できなくなるという段階です。そこに至る工程では，「データの取り扱い症例検討会」が必要で，それを経てデータが固定されるべきです。多くの臨床医が，臨床研究でデータの取り扱いの症例検討会を実施した経験はないはずです。実臨床における，医局カンファレンス，内科外科合同カンファレンスの症例検討会とは異なります。臨床研究におけるデータの取り扱い症例検討会には，研究者，生物統計家，DM 担当者などが参加します（**第 4 章，101 ページ参照**）。

研究者だけで，独自かつ勝手にデータロックすることはできません。また，終了した研究のデータは決していじってはいけません。適切に終了しない場合にはお蔵入りとなり，本来は学術活動に使用することはできません。お蔵入りした研究の場合は，改めて倫理委員会に申請し「後ろ向き研究」として報告するしかありません。

なお，決してデータロックが解除できないかというと，解除理由によっては許される場合があります。例えば，学術誌に投稿した後ジャーナルの査読者から「再解析を依頼」される場合であれば，データロック後に解析を見直す場合もありえます。この場合，データロック工程を決めた会議（通常は症例取り扱い検討会）を急いで開催し，査読者の理由がもっともであれば（査読者が必ずしも正しくない場合もあり，その判断もチームで実施），関係者全員で作業を進めるなど適切な工程でロックを解除すれば，しきり直しが可能です。ただし，1 人で勝手に行うことはできません。

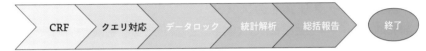

図1　CRF から終了まで

🔷 研究を終了する場合

　配慮したいのは終了する理由です。例えば，臨床研究法に移行するのは大変なので終了してしまう，という研究者側の勝手な理由から終了すべきではありません。研究参加意思を確認する際，「研究成果は社会に役立てる」べき目的を謳っているはずで，ましてや被験者は研究者の「もの」ではありません。にもかかわらず，安易な都合で打ち切るのは詐欺と同じです。参加させておきながら，研究を継続できない場合は，「ごめんなさい」と謙虚に謝る姿勢が必要です。

　研究を中止せざるをえない理由は沢山あります。ありがちな止まる事情を以下に示すので，是非そのようなことが起こらぬように，PDCA サイクルを回し始める前に，想定される「止まる」理由を事前に検討し，なるべく研究が止まらないように努力したいものです。

研究がストップする事情
- ・研究環境（規制）が変わり，施設命令により止められる
- ・競合する治験が走っていて，治験が優先される
- ・医薬品などの医療資源の供給がストップした
- ・予算確保の見通しが立たない
- ・無謀な計画（患者数の見通しが甘い，検査が多すぎる）
- ・選択・除外基準が厳しすぎて，適格な患者がみつからない
- ・欲張った検査項目が多過ぎるため外来予約が取れない
- ・データを取り過ぎるため再来頻度が多くなり，通院継続できない
- ・準備だけでモチベーションが下がり燃え尽きた
- ・実臨床の診療業務が忙し過ぎて，そもそも無理
- ・研究者の異動（留学）や家庭の問題

🔲 終了チェックリストのススメ

　研究がストップすることは，よくあることなのですが，被験者も検査スタッフも臨床医自身も含めて，実施可能性の見通しを企画段階で良くチェックしておきたいものです。上記のような事情に気が付いた場合，研究中にプロトコルをアップデートするか，むしろいったん中止撤退して再度計画し直したほうがよいかもしれません。一度始めたのだから無理してでも頑張ろう，といった根拠のない無計画な対応は，傷口を広げるので止めたほうが無難です。

　「終了の定義」とは，データロックとか解析後だけではなく，次のチェックリスト上の，倫理委員会における「終了承認」までが理想的です。

適切に終了するためのチェックリスト
- ・データ入力後に症例検討会の実施(データの取り扱い検討会)
- ・データロック(固定)・納品
- ・主要評価項目の解析
- ・jRCT などで終了の更新手続き
- ・簡易 CSR(次項に解説)の作成
- ・該当する倫理委員会に終了届の提出
- ・倫理委員会での終了承認

　研究の終了では，(期間中でも)組み入れ満了したか，または研究期間の終了が(組み入れ満了でなくとも，目標数の 8 割程度は組み入れている場合の)，問題がない想定内の終了といえます。研究期間終了の場合，さらに組み入れ満了を目指すのであれば，プロトコルを改訂し期間延長することが望ましいものの，何でもかんでも延長すればよいのではなく，実施可能性を踏まえて再度検討する必要があります。この点から，終了間際になって検討するのではなく，数カ月前に，「組み入れ進捗が悪い」理由について，客観的な検討を開始する必要があります。頑張れば何とかなる(何とかする)という発想は，臨床研究では悪しき習慣です。

🔲 総括報告書

　臨床研究法では「総括報告書 clinical study report(CSR)」の提出をもって

知識メモ

簡易 総括報告書（CSR，例）

表紙）試験課題名○○○○　　　　第 1.0 版　　作成日：2020/3/31
施設名・所属名
研究者名署名　　　　　　　　　　　印　　署名日（2020 年 4 月 1 日）

1）概　要

被験薬または機器	●●●●
対象疾患	糖尿病性腎症
デザイン	単群の前後比較
終了日	○年○月○日（最後の被験者の，検査・観察終了日）

倫理審査委員会名：
1）統計解析者：○○○
2）モニタリング担当者：△□○
3）目標症例数と組み入れ症例数：20 例に対し，18 例
4）主要評価項目の結果概要：○×△
5）有害事象の結果概要：なし

本研究で得られた試料や情報を二次利用する場合には，改めて倫理委員会に相談します。

終了とみなされます。人を対象とする医学系研究に関する倫理指針では義務付けられていなかった CSR です。CSR の作成は medical writing（MW）の業務に含まれます。CSR を作成する MW は特殊スキルであり，MW を実施できる職員は貴重といえます。治験の MW は膨大なボリュームになり，MW を外部に依頼すると 1 千万円以上もかかるものもあるといわれています。CSR の雛形は，ネットで検索してみると治験向けの CSR しかヒットしません。臨床研究では簡易仕様にアップデートすべきで，例を上に載せますが，さらに簡略化してもいいでしょう。

研究終了による余波

　研究が終わるタイミングになると，さまざまな調整作業が発生します。データの取り扱いだけでなく，文書管理状況の確認，委託先への研究費の支払い，多施設共同研究の場合は各施設への連絡や，契約終了の手続きなど，研究とな

れば自らがプロジェクト全体を統括し，適切な形で終わらせなければなりません。進捗が悪く，研究予定期間が過ぎようとしているのに完遂できず，やむを得ず終了する場合には，終了するまでのタイムラインを研究グループ内のみならず，研究に携わる各部署や外部委託先などの関係者に広く周知しておくことが必要です。また，最後には研究の終了届を提出しますが，これを受理するそれぞれの施設内倫理委員会事務局との連携も重要です。

　もう１つ重要なことは，研究に参加した貴重な被験者への配慮です。研究目的で行った新しい治療法は，保険診療でまだ認められていないものかもしれません。臨床上は確立した治療法ではない，保険診療が認められていない場合，研究終了時点で，被験者から強くせがまれても，同じ治療が継続できないことがあります。研究目的の投薬を研究終了後も続けて行うことは，一般的には許されない行為です。研究終了後の被験者への配慮は，あらゆる研究で考慮される必要があります。研究の同意を取得するときに，投薬開始前に被験者へ説明しておかないと，患者や家族の研究参加意図と食い違ってしまう可能性もあります。どうしても継続したい場合には，最寄りの倫理委員会と相談し，施設として継続を許可してもらわないと問題に発展します。

論文化してからはコントロール不能となる

　科学的，医学的，臨床的に意義のある優れた貴重な研究成果であればあるほど，その研究に対する批判的意見を浴びる可能性が高まります。論文公表とは自由な議論が許されている公の場ですので，研究の内容について責任を負わなければなりません。研究の実施自体に不備や倫理的配慮が欠けていた場合，発表者は大きなリスクを伴います。研究者や施設にとっては身の安全を守るべき作業工程が不可欠です。この工程は，成果を発信する研究者を守り導く工程です。その工程がないと何かのタイミングで火種となり，研究者や研究実施施設に降りかかってきます。論文になってからでは自分では制御できないという覚悟が必要です。

論文化で内容の信頼性が独り歩きする

　論文がジャーナルに載ったら，普通は嬉しいものですが，良くも悪くも独り歩きするので，制御不能といえます。何らかの疑義が生じ内外から指摘されれば，研究者自身に対してさまざまな調査が入ります。「そんな重大なことは自分には起こらない」と思っている状態というのは，ちょうど「自分は事故を起こさない」といって，自動車保険に加入しないまま，自動車を運転しているのと同じです。

　万が一，疑義について調査が入ったことが発覚した場合，研究者としての信頼は地に落ちる可能性があります。幹部にも後輩にも信用されなくなります。発信する前ならば，まだやり直せます。問題があると感じるなら論文にしない，研究はいったん終了して別の研究として倫理委員会に改めて相談するのが安心です。

　以下の点で怪しいと感じる（疑問が生じる）研究では，不適切事案とされかねません。今から環境整備をしていかないと，数年先には危ない状況が待っているかもしれません。

- 研究者自身に臨床研究の資格がある（研修履歴）
- 倫理委員会で承認された内容と齟齬がない（二次利用ではない）
- 外部登録サイトに掲載している（最悪，後付けでもないよりはまし）
- 多施設共同研究なら施設登録が済んで，各施設の管理者の承認がある
- 症例登録を全症例で管理し，組み入れ母集団がニュートラルに把握できる
- ICF が管理されており，関係者の署名と日付がある
- 研究体制にモニタリングまたは DM 部署があり，第三者データ管理である
- プロトコルの版が変わるたびに，倫理委員会で承認されている
- データロックのための，症例取り扱い検討会を実施した経緯が残っている
- フライングの発表ではなく，終了手続きが完遂している
- プロトコル，ICF，UMIN などの登録内容と論文の記載内容に齟齬がない

研究途中での発表はイエローカード

　研究が動いている間では発表できません。例えば，当初予定していた 30 例の研究途中で，約半数 16 例で期待以上の結果が出たので中間報告する，というのは大きな間違いです。盲検がなかったり前後比較した場合は，第三者デー

タ管理をしていても，研究者には手応えがわかってしまいます。早く成果を示したい気持ちは理解できますが，プロトコル違反です。第三部署にデータを渡し管理してもらっていても，電子カルテから直接データを拾い集めることができるので見込み抄録は書けますが，終了していない研究で，研究成果を途中で報告するのは研究上の掟に反します。言い換えれば，学術活動向けに自分勝手には研究データを使うことはできないということです。終了工程を完遂していない場合は，本来は抄録も書けません。

　ただし，例外はあります。プロトコルで，あらかじめ「途中で報告する」と何らかの理由から事前に規定しておき，倫理委員会で承認されている場合です。

　また，プロトコル論文か，ベースライン論文なら，結果が出る前や研究の途中でも公表可能です。プロトコル論文やベースライン論文とは，当初は基礎系の研究分野で広がってきた種類の論文です。例えば，iPS 細胞の再現性のある製造方法は，科学的に貴重な手法なので，これを報告すればプロトコル論文です。最近は，臨床研究分野にもプロトコル論文が散見されます。前述したベースラインという工程もまた重要な科学情報なので，ベースライン論文という種類の論文も登場しています。プロトコル論文を「デザインペーパー」と呼んだりします。

　いくら急いでいても，途中でデータが変わる可能性もあり，小出しに，切り抜きはできません。また，中間評価を事前に設定しておかないとプロトコル違反です。そもそも，念のために得たデータは結局扱わないことが多いので，欲張らずに走り切る計画であれば，このような抜け駆け的な発想はなくなると思います。学会発表や論文投稿には，足元をすくわれない工程や手続きが必要なのです。

　発表や投稿前なら，仕切り直しが可能です。発表や投稿してしまうと，良くも悪くも独り歩きします。臨床研究では何らかの作業工程の履歴を残し，発表および投稿後の安心を得ておくよう心がけてください。演題登録サイトで最後に出てくる「チェックリスト」に対し使い回しをしていないか確認してください。

調査が入る日

　企業治験に対する GCP（医薬品の臨床試験の実施に関する基準）信頼性調査に同行した PMDA 時代と，立ち入り調査をエスコートした ARO 時代の筆者の経験から，監査などの調査に対するポイントを挙げてみます。

　重要なのは患者説明同意書です。なかでも全例が保管されていること，日付の記載があること，研究者全員の署名があること，署名している研究者をプロトコルに記載していること，その研究者が研修を受け施設として研究に携わる資格があること，筆跡などに改ざんがないこと，です。

　次に，倫理審査委員会の議事録，モニタリング手順書，モニタリング計画書です。モニタリング履歴がないと監査は成立せず，CRF（症例報告書）がないとモニタリングが不可能で，SOP（標準業務手順書）がないなら規定が存在せず，施設として不適切と判断されます。

　良くない点を指摘された場合，数カ月後にフォロー調査が入りますので，なんとか努力して改善する姿勢を示すことが重要です。調査日は抜き打ちではなく日程調整の上で数カ月前には決められます。施設長から現場まで全員で迎える準備が可能です。フォロー調査の場合は，前回指摘を受けた箇所に限定されます。

　当日注意したいことは，スムーズな分業化です。当日は，原則としてまず病院長が対応します。続いて部署のトップが詳細を説明して，質疑には関係者全員で摺り合わせをしてから回答します。ドキュメント管理調査では，該当診療科の研究者が同行し，事務局のスタッフと筆者のような実務者が対応します。

　当日の心構えとして 100 点満点を取ることは難しいです。60 ～ 80 点が落としどころです。いろいろ指摘されても恐れずに「ご指摘ありがとうございます」の姿勢で，施設としてより良い環境整備に努めることです。

第 **6** 章

社会実装するための レギュラトリーサイエンス

　研究者であれば，社会のため人類のために自分を役立てたいと思っているはずです。そういった夢や情熱をもつ研究者に知ってもらいたい情報を提示します。レギュラトリーサイエンス，シーズ，TR に関しても解説します。再び POC が出てきます。アカデミアの最低限の目標の 1 つとして，実験動物の成果を人に繋ぐための POC 作りに挑戦してもらいたいと思います。

　PMDA についても解説します。PMDA と相談するときの必須アイテムとして，ポンチ絵，ロードマップ，ガントチャートを掲載します。また研究運営に必要な経費や人手を含めたリソースについても触れます。

　ここまでの解説で「掟」を知ってもらえたなら，次のステップとして，開発（社会実装）に是非とも挑戦して欲しいです。

レギュラトリーサイエンス

🔲 臨床研究がもたらす「人類のための」世界観

営利企業はビジネスとして生き残るために，社会に役立つ成果を作り出さなくてはなりません。アカデミアにいる研究者のゴールは論文と思われがちですが，実は企業と同じ出口，つまり社会に届けることであるはずです。「社会実装をゴールに見据えた研究」を「開発 development」と呼びます。目前の患者を治療する「医薬品，機器，技術」を社会に届ける出口戦略には，規制を理解するための「レギュラトリーサイエンス(RS)的な着眼点や切り口」が欠かせません。患者が主治医らとともに戦った成果を世界に還元し，隅々まで流通させるのです。麓に沢山ある臨床研究の質が上がれば，山頂(治験や先進医療)までの道のりは少しずつ容易になるはずです。

近い将来，医療イノベーション(改革)を起こせるような研究が増加し，最終的にはその医療が浸透することで，予後の向上や QOL の改善がもたらされ，国民の健康寿命が延びることで経済的な効果を生み出すことも期待されます。

病気を治す現状の医療＋α の「α」が研究成果です。論文に載ったその先は，適正医療へのフィードバック，診療ガイドラインへの反映，治験を目指す POC など，波及効果は大きく，さまざまに応用が可能で，RS 的に工夫すると社会に役立てることになるのです。

🔲 レギュラトリーサイエンスの具体例

筆者は，さまざまな施設で「レギュラトリーサイエンス」に関する講演を試みましたが，理解するのが難しいといわれたことがあります。たしかに，社会学的な科学といっても，抽象的世界観が元なので，理念や哲学としてしか受け入れられないかもしれません。そこで，例を挙げて説明します。ある疾患がどれだけ改善すれば，社会に意義があるといえるのか考えてみましょう。

以下の4つでは，いずれの成果が人類にとって一番有用な開発でしょうか？
- 自立歩行できない患者の6分間の歩行距離が15 m から19 m に伸びる
- 骨折患者の骨癒合期間が，2週間短縮される

- 某末期がんの生命予後が，40 日から 55 日になる
- 矯正視力が，0.5 から 0.7 になる

　4 つを比較すること自体が間違っているともいえますが，限られた医療経済の中で，すべての治療を承認することができない場合には，どのような根拠で承認としますか？

　歩行距離が 15 m から 100 m に，矯正視力が 0.5 から 0.9 にもなれば，承認されると思いますが，劇的な効果ばかり出るわけではありません。社会的，臨床的な意義とは単純ではなく，いろいろなファクターから総合的に判断する必要があります。判断には，レギュラトリーサイエンスの視点が必要です。

　別の例ですが，ある研究で 100 名中，10 m しか歩けなかった人が 20 m まで歩けるようになったのは 70 名，100 m 以上歩けるようになる，いわゆるレスポンダー（良く効く人）は 10 名しか達成できなかったものとします。意義として，10 m → 20 m では物足りないし，10 m → 100 m では 1 割しか効かず大半には効果が期待できません。一方で臨床上の意義として，例えば 30 m 歩けるようになる割合が半数（50 名程度）存在すれば，その研究で用いた方法には社会的に意義があると考えます。効果の規模（差）とそれが期待できる割合（％）の観点から社会的意義を説明できるというロジックで，医療上の意義を予測し現場に普及させることがレギュラトリーサイエンスです。つまり，評価系を近未来を見据えて科学することです。

　もう少しイメージが持てるように，次にトンネルで考えてみましょう。

　例えば，掘るべき山が，A，B，C と 3 つあります。どの山から掘るのがいいか考える際，さまざまな要因から検討すると思います。要因として，トンネルの恩恵を受ける住民数としては A が 500 人，B が 10,000 人，C が 20 人と仮定します。この点だけなら，大勢が便利になる B にトンネルを掘るべきです。しかし，B にはもともと代替ルートがありトンネルを開通させることで目的地への到着が 10 分ほど早まり便利になるだけであった場合，B にはトンネル工事に伴う災害リスクや自然保護に関する問題が懸念される場合，A，B，C でいずれを優先してトンネルを作るべきでしょうか？　検討項目は人数だけではなく多岐にわたり，判断は複雑になります。

　福祉国家としては，病院へのアクセスルートがない C にこそトンネルを掘

るべきという結論になるかもしれません。コストや将来性も加味し，さまざまな角度から判断する必要があります。お金持ちが重機を持っていれば勝手に掘れるトンネルは存在せず，地方自治体と住民が一丸となって議論した上で，トンネル工事は着手されるはずです。研究でも，トンネル工事と同じ考え方にすることで，レギュラトリーサイエンス的な開発が進みます。将来の期待に応えるために，「社会的な予想」が必要です。魔法の治療などは存在しないので，ギリギリの僅差から判断しなくてはなりません。優れた発想であっても，レギュラトリーサイエンスの視点がないと，なかなか世界は変えられません。ある治療法に限定された効果しかない場合でも，将来を見据えた「意義」や「価値」を説明できるかどうかがポイントです。

画像評価の成果にも役立つレギュラトリーサイエンス

　社会的な意義の説明が困難な場合もあります。例えば，MRIやエコーなどの何らかの画像評価において，改善したと判断しても，肝心の機能は改善しない場合があります。この場合でも，解剖学的な改善が，機能的な改善に繋がる第一歩になるようであれば，見通しは明るいです。画像検査の解析結果が，生命予後やQOLなどの真のエンドポイントに繋がる「予見」がポイントです。

　少ない情報から予見するのがレギュラトリーサイエンスです。完治せず，改善せず，進行を抑制するだけの，予後が約1カ月延びる場合や，病状進行が数カ月間だけ抑えられるような場合でも，何らかの意義について説明が可能なはずです。最終的に同じ状態に到るとしても，症状や進行をどれほどの期間先送りにできれば社会的に意義があるのかを，研究者は別の医学領域の研究者や世の中に対しても説明できなくてはなりません。PMDA相談やAMED予算申請では，このような意義を説明できることが重要です。社会的な意義を根拠立てて，わかりやすく説明できる科学がレギュラトリーサイエンスといえます。

　さらに，図1で，左グラフの青ラインのような効果があれば，誰もが意義を認めると思いますが，右グラフの青ラインのように最終的に同じ程度まで悪化し最終予後は同じ場合もあると思います。この引っ付く場合でも，囲まれた面積（図のⒶ）に何らかの意義が存在するはずです。どの程度の面積なら社会的意義があるのか，一過性の効果の意義に関しては研究結果がまとまる前，研究立ち上げの段階から並行し，評価する方法を育成するのが効率的です。

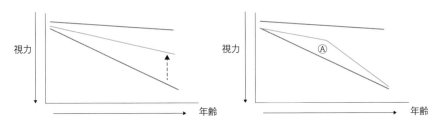

図1　臨床研究における社会的な意義（例）

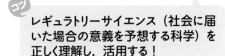

レギュラトリーサイエンス（社会に届いた場合の意義を予想する科学）を正しく理解し，活用する！

シーズ入門

　シーズseedsとは，文字通り開発する種のことです。いくつかのステージゲートがありますが，一般的には「特許」，「非臨床POC」，「臨床POC」を目指すことが多いです。POCの詳細については後述します。すでに流通している医薬品を別の目的で使用する開発では，いきなり臨床POC取得を目指すこともあります。シーズの発掘や育成は非常に難しいので，ペンディングしたり，棚卸したりします。「ライセンスアウト」といって，特許を企業に譲渡できれば大きな成功といえます。

　シーズは，本来の狙った目的から派生することが多く，また変化するものです。自分の研究がシーズに該当するかどうか常に意識する必要があり，公表前の知財戦略が重要です。本邦で，特許を申請したことがある研究者はそう多くないと思いますが，特許がないとビジネスとして成立しないので，開発には特許などが必要です。しかし，すでに発表していたら知財化できません。論文ではもちろん，学会発表後でも特許申請できないので，知財管理を優先する習慣化が必要です。ちなみに知財については弁理士の管轄です。

シーズのマネジメント：シーズの発掘から育成までをマネジメントする目利き役はリエゾン（仲介）支援が主な役割であり，リエゾンに必要なスキルとしては，市場を予測するマーケティングリサーチ力，縦割りの診療分野に横断的に情報を共有する伝達網，導出候補である企業とのマッチング・ネットワークの形成であると思います。アカデミアにはそのような人材がいることは非常に稀で，人材育成の推進とともに場合によっては企業から良い人材を引き抜く必要もあると考えます。

橋渡し研究を目指す

　大学病院の臨床医は，学位を目指す期間などのある一定期間，医学部や留学先で基礎研究を実施することがあると思いますが，知的財産権に興味がある臨床医は多くありません。一方，薬学部や理学部や工学部ではシーズになる化合物やデバイスのプロトタイプを作り出すことが目標なので，知的財産権を確保することが常識です。その先に非臨床研究（動物実験など）の段階があり，次が臨床研究です。橋渡し研究 translational research（TR）とは，基礎的な研究成果を臨床に繋げる一連の工程を含む医学系研究のことです。残念なことに，本邦では TR が弱く，多くの研究者にとって経験のないゾーンです。AMEDの大型予算を獲得するには，この TR ゾーンを突破できる「アイデア」と「根拠」が必要です。

　ベンチャー企業を立ち上げた研究者やノーベル賞級の研究者は，このゾーンへの意識レベルが高いといえます。

🔹 TR ゾーン
　誰も歩いたことのない砂浜に，初めて足跡を残すようなゾーンです。ラットを救う目的で予算を配給してもらっているわけではないので，ラットの成果を人に繋げる意識を持ち，一歩前に踏み出すゾーンといえます。多くの研究者には経験のない未知のゾーンに踏み込むイメージは持ちづらいですが，サイエンスとしては実は面白いゾーンで，研究者としてはチャンスのゾーンといえます。

🐾　動物から人へのハードルを越える

「動物モデルではこのような成果がありますが，どうすれば人に実用化できますか」という質問に応えるゾーンです。

動物実験における非臨床データを整理して，いよいよ人に応用するまでには，幾つものハードルがあります。最も大事なのが安全性で，その点については慎重に実施している研究者が多いです。しかし，再現性の確認，投与経路の問題，用法用量の設定，有効性のモノサシもまた重要で，さらに科学的根拠（ラショナーレ）が不可欠です。なぜ効くのかその裏付けとなる情報は薬学でいうとmode of action（MOA）です。理由はよくわからないけれど効くというだけでは，人に用いることは許されません。ラショナーレは，既報論文を積み上げるロジック構築スキル（文系スキルの1つ）でもあり，これらが「動物から人への論点」となります。

「新しい化合物を疾患モデルの動物に投与し，モデルの疾患が治った。そこで実際の患者にも投与したい」と思い実行することは，そんなに単純ではありません。なぜならば，臨床で有効性を評価する指標は，実験動物で「治った」と評価した指標と同一でないことが少なくないからです。

> **知識メモ**
>
> **動物（ラット）を人に繋げるポイント（安全性以外の評価ポイント）**
> 1) ラショナーレといわれる「科学的根拠」がある
> 2) 再現性の確認（動物で1回だけ成功しても，人への使用は許可されない）
> 3) 投与経路が同一でない場合の考え方（ラットでは腹腔内投与したが，人では腹腔内投与できない）
> 4) ラットで効果があった用量から，人ではどんな用量にするのか検討する
> 5) そもそも，肝心な有効性の指標はラットと人で同じでよいか

🐾　POCを目指す

ここで，改めてPOC（proof of concept，概念実証）について解説します。基礎研究や動物実験など非臨床研究の次は，いよいよ臨床研究で，そこから生まれる手応えが，臨床におけるPOCです。POCが得られなければ「手応え」がないという判断にもなり，研究を諦めるギブアップ用の「けじめ」としても使えます。進む手応えを得て開発ステージに乗ると，行政や企業と連携し全国津々浦々に届ける成果へとさらに進んでいくので，POCに繋げる意識は持つべきです。

　研究成果を，社会に還元するには，少なくとも臨床における POC の獲得が必要です。非臨床の POC は基礎研究を臨床研究に繋げます。希少疾患向けの開発は患者数が限られるため，営利企業が主導する治験では盛んになりにくく，アカデミアが公的予算を利用し医師主導治験を実施する，または治験に繋がる POC を示せば，ライセンスアウトなどを通して企業に働きかけられます。この点で，希少疾患に対する研究分野でも，少なくとも POC を目指すことが，アカデミアにいる研究者のミッションとなるのです。

　一方で，医師主導治験の成果であっても，PMDA に承認申請するのは企業です。なぜかというと，アカデミアは承認後に製造販売を行う業者ではないからです。

　POC を得るにもモノサシ（指標）が肝心で，既存のものがない場合は開発を目指す初期の研究段階から，評価するための指標も同時に育成する「評価系育成」に対する戦略が必要です。そのような試みがないと，成果を評価する標準的な土俵が存在せず，後手後手に回り時間ばかりがかかります。

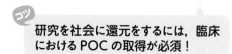

研究を社会に還元をするには，臨床における POC の取得が必須！

　臨床研究の最終ゴールは，医療の質を高める成果をもたらすことです。そのためには研究を開始する前に，研究の目的を明確にしておく必要があります。論文掲載はあくまでその一過程であり，研究成果は，将来の社会実装を目指して，POC 取得，ガイドライン反映，薬事（薬機）承認，保険収載などに反映できれば理想です。

　企業，PMDA，AMED は，POC となりえるデータがない研究には，最終ゴールに向かう現実味を感じないと思います。開発を目指す根拠となりえるのがPOC です。

　さらに次のポイントが大切です。初めて新規の医療行為を行う場合にはリスクが伴います。特に，慣れていない臨床医が行ったり，不慣れな施設で初めて実施する場合はリスクが大きくなります。開発を目指す研究者は，適正医療を推進するための方策（使用の制限，実施者への講習やリスクの啓発など）を同時に考えることも重要です。

コツ

医師主導治験の成果であっても，
PMDA に承認申請するのは企業！

PMDA 相談

　知財，シーズ，TR，POC をある程度理解したら，PMDA を利用しましょう。
　臨床の教授とは，自分の弟子が何人教授になるかが価値として問われることがあります。なぜなら，自分しか治せない患者が年間 100 人でも，自分の技術やポリシーを伝えた弟子が 10 人教授になれば，10 倍の患者を救えるからです。さらに，独自の治療方法を開発して承認されれば，それは全国津々浦々に届けられ，何万倍の患者を救えるといった計算になります。そのために，承認申請に向けて PMDA と連携することが必要です。
　ここからは PMDA との連携，特に相談の際に必要なポイントを解説します。これらは ARO スタッフ側が熟知すべきことなのですが，ここでは，臨床医が知っておくべき概要として解説します。

◉ PMDA との連携に必要な三種の神器

　議事録が残る対面助言（本相談）のための資料を準備するための打合せや，論点の擦り合わせのために行うのが「事前面談」です。ARO の協力のもとに作成する PMDA 相談の三種の神器ともいえるのが「ポンチ絵」，「ロードマップ」，「ガントチャート」です。イラストを掲載していますがあくまで架空の内容です。これらは，ARO のスタッフではなく，研究者自身で作成するものです。企業治験に参加した経験が豊富ですと，これら三神器のイメージがつきやすいです。
　インターネットで「ロードマップ」や「ガントチャート」といったキーワードで調べると，テンプレートがいくつもヒットします。これらをもとに，少しずつ改良していくつもりで素案を作り，開発経験のある人に見てもらいましょう。なかでも，ポンチ絵が非常に大事です。

ポンチ絵

　ポンチ絵とは，イラスト化した1枚のスライドあるいは配布資料で，相談案件の背景から目的までの全体像を示したものです（**図2**）。一見煩雑ですが，厚生労働省，PMDA，AMEDなどで頻繁に用いられています。10名程度の少人数の会合では効率が良いのですが，学会プレゼンとしては煩雑で，字が読めません。学会のポスター展示のように，発表者不在でもわかるような構成ではなく，あくまで発表者が解説するためのものであり，中身は学会の講演スライド数枚を合体して整理したようなもので，カラフルであることが多いです。

　背景，現場の標準医療と課題，機序，ラショナーレ，仮説，過去数年から向こう10年のロードマップ，国内外の参考研究，想定される使用法，アピール点，相談事項，予算などを画像，イラストを交えて網羅します。山森木枝論なら山と森のイメージで，研究者が抱いている頭の中そのものです。初心者が作成するには慣れが必要ですが，完成形はなく適宜アップデートするものです。ARO職員が作ることが多いようですが，研究者の頭の中にあることなので，研究者自らが作らなければなりません。

　イメージ図なので，ポンチ絵の内容を理解する必要はありません。ポンチ絵

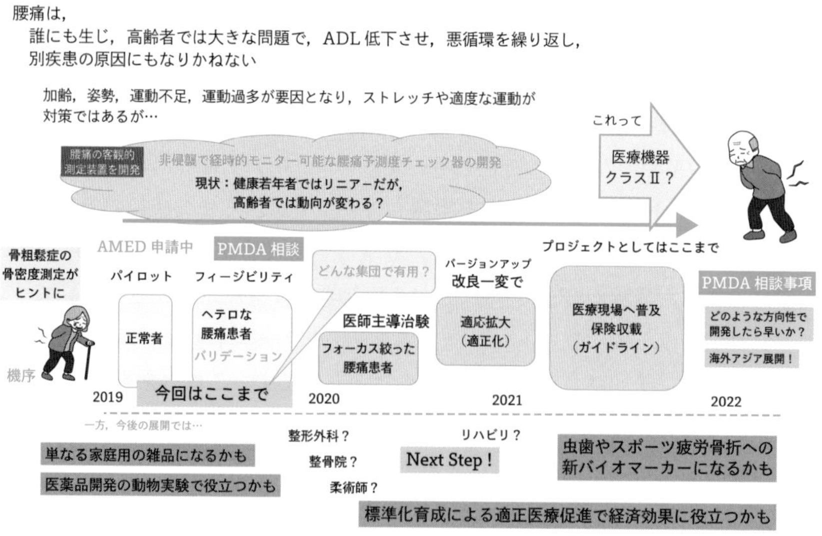

腰痛は，
誰にも生じ，高齢者では大きな問題で，ADL低下させ，悪循環を繰り返し，
別疾患の原因にもなりかねない

加齢，姿勢，運動不足，運動過多が要因となり，ストレッチや適度な運動が対策ではあるが…

腰痛の客観的測定装置を開発

非侵襲で経時的モニター可能な腰痛予測度チェック器の開発
現状：健康若年者ではリニアーだが，高齢者では動向が変わる？

これって

医療機器クラスⅡ？

骨粗鬆症の骨密度測定がヒントに

AMED申請中

PMDA相談

プロジェクトとしてはここまで

パイロット　フィージビリティ

バージョンアップ改良一変で

PMDA相談事項

機序

正常者

ヘテロな腰痛患者　バリデーション

どんな集団で有用？

医師主導治験
フォーカス絞った腰痛患者

適応拡大（適正化）

医療現場へ普及保険収載（ガイドライン）

どのような方向性で開発したら早いか？

海外アジア展開！

2019　　今回はここまで　　2020　　　　　2021　　　　　2022

一方，今後の展開では…

単なる家庭用の雑品になるかも

医薬品開発の動物実験で役立つかも

整形外科？
整骨院？
柔術師？

リハビリ？

Next Step！

虫歯やスポーツ疲労骨折への新バイオマーカーになるかも

標準化育成による適正医療促進で経済効果に役立つかも

図2　ポンチ絵

は，1枚で1時間ディスカッションするために必要なものであり，直ちに中味を理解させる必要もありません。PMDA相談やAMED申請の際に利用することが多い，行政が好むプレゼン資料です。ポンチ絵化することで，漠然としていたり，矛盾している箇所に気が付く場合もあり，情報をチームで共有するためにも貴重です。

ロードマップ

　ロードマップは，時系列とともに表された開発の順序を示す図です（図3）。現在を一番左端にする必要はなく，すでに実施した過去の工程も含めた過去・現在・未来の約10年分を作成します。

ガントチャート

　ガントチャートは進捗予定表のことで，縦の項目がアクション，横の項目が年単位の未来であり，これから実施する具体的な内容です（図4）。PMDA相談時にはこれらの資料がないと，計画性や実施可能性が十分ではないと思います。

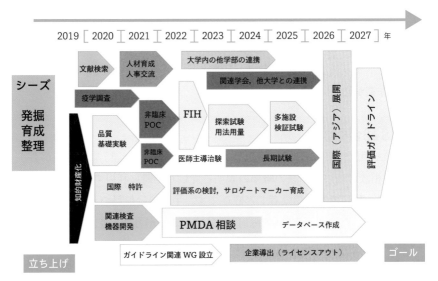

図3　ロードマップ

図4 ガントチャート

	令和2年度												令和3年度												令和4年度											
	4	5	6	7	8	9	10	11	12	1	2	3	4	5	6	7	8	9	10	11	12	1	2	3	4	5	6	7	8	9	10	11	12	1	2	3
立ち上げ																																				
AMED相談			▶	▶																																
計画書骨子	▶	▶	▶	▶	▶																															
計画書FIX				▶	▶	▶																														
薬事戦略相談																																				
運営体制整備		▶	▶	▶	▶	▶	▶	▶	▶																											
機器 概要書		▶	▶	▶	▶	▶	▶																													
倫理委員会										▪																										
治験届け																																				
実施																																				
治験開始													▶	▶	▶	▶	▶	▶	▶	▶	▶	▶	▶	▶	▶											
症例登録													▶	▶	▶	▶	▶	▶	▶	▶	▶	▶	▶	▶	▶											
症例検討会																									▶	▶	▶									
データ固定																											▶	▶								
解析報告書																												▶	▶	▶						
総括報告書																														▶	▶	▶				
監査																																		▲		

　これらのツールを作成するために，研究シーズがいったいどのような開発段階にあって，これから何をしていけばPOCの確認ができるか，といったことが具体的に頭の中に描けている必要があります。逆に研究シーズの開発の序盤にポンチ絵，ロードマップが作れないと，その研究シーズを最終的に上市し，広く世の中に普及させるための手順が十分理解できていないということにもなります。そのため，研究の開発の初期に，簡単で大まかなポンチ絵，ロードマップ，ガントチャートを作っておき，研究の途中でそれを見直し修正していく，という作業が必要になります。

RS 総合相談

　PMDA相談にはレギュラトリーサイエンス(RS)総合相談・戦略相談があり，RS戦略相談の前に，相談の概要の説明を受けたい時に利用するのがRS総合相談です。利用者を「相談者」と呼びます。手数料は無料です。PMDAの本部(東京都)または関西支部(大阪府)で受けることが可能です。場合によってTV会議での実施も可能です。申し込み先は，PMDAの審査マネジメント部です。相談者が総合相談を希望せず，総合相談を受けずに直接，RS戦略相談を受けることも可能ですが，初めて利用する場合は総合相談がお勧めです。

🔹 RS 戦略相談

　RS 戦略相談の対象としては，医薬品，医療機器(コンビネーション製品を含む)，再生医療等製品，体外診断薬(体診)になります。これらの製品化を考えたとき，開発段階でキーポイントとなる部分を RS 戦略相談により整理します。

　PMDA 相談時に必要な知識としては，コンビネーション製品(医療機器と医薬品の組み合わせ)，後発品(ジェネリック)，体外診断薬，次世代医療機器(新技術を活用したデバイス)，雑品などに関するものがあり，詳しくは一般社団法人 ARO 協議会・薬事専門家連絡会作成の『アカデミアにおける開発薬事の基礎と実践』を参照してください。なお，「雑品」とは，薬機法の対象にならない機器などです。開発している品目が薬機法の対象になるかどうかは各都道府県の業務課に事前に確認します。

🔹 PMDA と会話するための承認申請パッケージ目線

　最終的に PMDA に提出する資料は「詰め合わせセット」を念頭に置きます。個々の研究だけではなく，「承認申請パッケージ」と呼ばれる研究成果の詰め合わせセットが問われます。開発とは，1 つの研究だけで達成できることではありません。まず，パッケージを構成するものが何になるか十分考える必要があると言えるでしょう。

🔹 開発を推し進めるポイント

　PMDA との連携とともに，さらに開発を進める上でのポイントを項目に分けて解説します。

- 類似の研究における過去の**研究デザイン**についての情報は？　今回の研究はなぜそのようなデザインの臨床研究にしたかという根拠にもなるので，海外を含め，他施設で実施された類似の研究情報は数多くチェックしておきます。
- **疫学データ**は？　公衆衛生学的スキルになりますが，サブタイプ別の自然経過，進行速度，検査値の変動などの情報があるのかないのかは，知っていたほうが安心です。
- **ヒストリカルデータ**は？　投与前後で比較する，いわゆる単群の臨床研究の場合は，結果の解釈には自然経過のデータや，過去のヒストリカルデータと比較することになります。どちらもない場合には，同時並行的にでも，ヒス

トリカルデータに関する別の研究が必要です。

- プラセボ対照や実薬対照の比較試験を行うことの**倫理的な問題**はない？　患者集団にとって不利益な状況はないのか？　エビデンスレベルを上げるためには対照が必要であるものの，予後不良な疾患に対する研究であれば，例えば新薬群の対照となる既存治療やプラセボに対し，倫理的な問題がないかどうか注意すべきです。研究としては望ましい対照群ではあるものの，予後を見据えると倫理的にセッティングできないのであれば，対照群は設定すべきではありません。

- **用量・用法**は検討しなくてよい？　承認薬であっても適応外で使用する研究で用いる場合には，同じ用法や用量でもよいという根拠がありません。用量や用法を検討する段階が必要かもしれません。例えば市販剤で 10 mg，30 mg，60 mg がある場合，いきなり 60 mg で実施して効果があった場合でも，10 mg や 30 mg の群ではどうなのか検討する必要があります。開発戦略として PMDA 相談をするのであれば，懸念事項として残るので，計画段階でどうすべきか検討しておくことが望ましいです。

- **盲検（遮蔽）**が可能？　「二重盲検比較試験を臨床研究として実施したので，今度は医師主導治験で実施します」という相談者がいますが，理屈ではなく，実際に盲検が可能かどうかが議論の的であり，盲検はそう簡単に行うことはできません。

- 各群ベースラインを揃えるための**割付因子**は？　割付因子として，例えば2群に分ける場合に，偏ってはならない条件，例えば性別，年齢，疾患の進行度の3因子をあらかじめ決めておきます。

知っておくべき行政機関の業務や制度

　ここでは，臨床研究を実施する臨床医が知らないといけない行政に関する情報を解説します。

　臨床研究法は，厚生労働省の医政局研究開発振興課，および，地方厚生局として，北海道，東北，関東信越，東海北陸，近畿，中国四国，九州の健康福祉部・医事課が担当しています。臨床研究法に関する質問の手頃な窓口は各都道

府県の薬務課です。研究に関して問い合わせする場合に，いきなり厚生労働省に連絡するというよりも，最寄りの窓口を活用して，臨床研究の適正化に役立てるとよいでしょう。

　一方，PMDA では，実臨床における安全対策として医療関係者の報告に依存しない MID-NET 構築が進められています。まだまだ一部の医療機関だけの参加ですが，臨床研究につきものの安全対策として，役立つものです。

　さらに，PMDA には健康被害救済業務があることは知っておくべきことです。臨床医が臨床研究を実施する場合は臨床＋αであり，元々の臨床で行政が進めている体制に関する知識が必要です。健康被害救済業務は研究目的で「添付文書を外れた使用方法」をしている場合には該当しなくなり，研究者が知らないでは済まされませんので，少々詳しく解説します。

🔹 PMDA の救済制度

　副作用などで重い後遺症が残った場合，国が認可した使用範囲内で使用した医薬品であれば，国が救済するという PMDA のシステムです。処方された医薬品を正しく使ったのに，重い副作用が生じ，入院したり後遺症が残った際，医療費や年金などが給付される公的制度です。健康被害を受けた本人または遺族が直接 PMDA に申請しますが，臨床医の診断書が必要であるばかりではなく，臨床医から患者に勧めないと，利用できない場合も少なくないと思います。また，研究の場合は認可していない治療方法が多いので，一般には該当しません。そのため，研究では健康被害補償手順書や臨床研究保険加入が必要となりますので，注意してください。

　抗がん剤のように，本制度に該当しない医薬品もあります。適応外使用した場合も該当しません。添付文書の，効能効果だけではなく，用法用量が外れた場合も，該当しなくなります。医薬品には，臨床上もリスクが伴いますし，臨床研究ではそのリスクがさらに増加します。効果を期待するベネフィットばかりではなく，本制度を利用できないことも含め，さまざまなリスクが増えることにも目を向けましょう。

　本制度に関しては，PMDA が患者に対し広報活動していますが，臨床医こそ知っておくべきです。該当しそうな担当患者には，臨床医から伝えて欲しいです。念を押しますが，観察研究以外の臨床研究では，利用できない可能性が

少なくないという事情も知っておくべきです。

研究運営リソースと契約

　科研費の申請の際，必要な予算を記載するページがあります。基礎研究などにおける実験道具の経費はともかく，臨床研究で実際にかかる経費や人手を把握していますか？　企業治験に参加をしたことがあれば想像はつきますが，治験と臨床研究では大きな差があります。経費や人手を含め，運営に必要なリソースについて解説します。ここで記載した例は，治験以外に関することで，すべての臨床医に必要な，研究における金銭感覚です。

契約に対する姿勢

　研究には資金が必要です。保険診療内で実施している場合であっても，混合診療などの大きな問題だけではなく，被験者に支払う謝金，臨床研究保険の保険料，はたまた書面を印刷するための印刷代に至るまで，必ずある程度の持ち出しは必要になります。これは研究者自らが負担するものであって，他の誰も助けてはくれません。資金の準備とその執行は，研究者の責務です。大型研究であれば，AMED や医師会の事業費，自施設の研究費などもあると思います。企業との共同研究費や受託研究費などもその１つです。

> **知識メモ**
> **研究費の区分：**
> ・公的資金または寄付
> ・企業との学術研究助成費（透明性ガイドライン）
> ・企業との共同研究費
> ・企業との受託研究費

　どんな研究でも，お金がかかり，無償で実施することは不可能です。たとえ研究費はゼロであっても，医薬品や医療機器を提供される，または研究で使用する検査器械を貸し出される場合には，施設として何らかの契約が必要であり，契約を締結する部門への費用が発生する場合もあります。研究者個人や医局単位の契約ではなく，病院などの施設全体と企業との契約になります。臨床医の苦手とする契約書が必要です。契約についてはプロに任せることになりますが，

秘書や事務方任せの丸投げでは問題があり，内容を把握しておく必要がありま
す。教授しか知らないのもまた問題です。

企業との契約で大事なことは，GCP(good clinical practice)準拠の
研究を基本としているグローバル企業などでは，本邦で行う臨床研究で
あっても，監査を必須とする場合があることです。人を対象とする医学系研
究に関する倫理指針(人指針)や臨床研究法では，「必要に応じて監査を行う
こと」が求められるのですが，これらの企業との間で交わす契約書に，「監
査を実施すること」と記載される場合は，必ず監査を行う必要があります。
監査は外部からされるので，費用が相当かかります。また，監査を受ける際
には研究の品質管理として，データマネジメントやモニタリングの体制，モニ
タリングの現地調査であるSDV(直接閲覧)の状況や書面記録の保管状況な
どが評価されるため，これらの準備も必須です。
　監査を受ける際のコツを述べます。研究データを保管しておく部屋のドア
の暗証番号は，時々変えます。キャビネの鍵を管理する「キーボックス」が
必要です。監査で必要な具体的書類とは，臨床研究に関する施設のSOP，
当該研究の倫理委員会承認通知書，被験者全員の同意書，すべての版のプ
ロトコル，該当CRF，定例会などの議事録，関連メール文書などです。細
かな点ですがこのような研究環境を作らないと，企業からの予算が得られな
い時代といえます。

研究費と e-Rad

　府省共通研究開発管理システム(e-Rad)は，文部科学省において2008年か
ら運用されており，電子媒体の科学技術のための研究開発を支援する，オンラ
イン化されている府省横断的なシステムです[1]。このシステムは，文部科学省
や厚生労働省の科学研究費助成事業，AMEDやJST(国立研究開発法人科学技
術振興機構)の事業予算を筆頭に，さまざまな公募に対する応募に必要です。
　所属する機関に依らない唯一の研究者番号(8桁)が発行された後，IDなら
びにパスワードでログインが可能となります。機関承認が必要な場合と，不要
な場合があります。研究者として，e-Radのホームページの公募一覧，AMED
のトップページなどはブックマークしておきたいものです。臨床研究以外のさ

まざまな分野に対しての公募があります。研究費としては，他にも，関連学会，医師会，企業などに資金源があります。応募をする際に必要なのが，①研究者番号，②ID，③パスワードです。個人で管理する必要があります。

　これらの予算申請の手続きには経費算出が必要であり，計画している研究を実施し遂行するのにリソースとして何がどれくらいかかるのか，見積っておく必要があります。経験がないと難しく，いずれ秘書や先輩から伝授されるものかもしれません。

　大学に事務委任をする関係上，間接経費として 30％程度積算する必要があり，直接経費と間接経費（直接経費の 30％の額）を足した額が上限を超えないよう注意が必要です。直接経費の内訳では，物品費，人件費，謝金，旅費，その他がありますが，分担研究者には実費しか支払えない，その他の項目は直接経費の 50％を超えてはならないなど，幾つかの決め事があり，各施設の当該事務部署に確認しておく必要があります。

　他にも，研究分野の細目や，利益相反管理，体制整備などの自己評価など，様式を初めて作成する場合には労力を要します。上司や施設長から応募するよう要請されるものでもあり，普段から準備しておく習慣が必要です。そのためにも日頃から施設内の担当事務の人と顔を合わせておくべきです。

🔷 臨床研究にかかる費用

　医師主導治験実施のためには，医師会や AMED からの大型予算を狙います。医師主導治験をはじめ質の高い臨床研究では，どのようなリソースが必要なのか，予算の積み上げ例として解説します。以下に挙げた数字はあくまで目安であり，「項目」の中味をイメージしてください。

ARO または CRO 依頼・予算積み上げ例

　［丸め方式ではなく，人日で計算する場合もあり］

（1）研究準備 単価（円）　　　　　　　　　　　　　（臨床研究の場合，税別）

　　研究実施計画書 作成 300,000 × 1 式

　　症例報告書 作成 300,000 × 1 式

　　各種手順書等 作成 50,000 × 1 式

(2)事務局運営 単価(円)

　認定倫理審査委員会 資料作成 500,000 × 1 式

(3)登録センター業務 単価(円)

　登録・割付手順書 作成 50,000 × 1 式

(4)モニタリング業務 単価(円)

　モニタリング手順書 作成 50,000 × 1 式

　モニタリング 実施 70,000+ 交通費 × 1 回

　モニタリング報告書 100,000 × 1 回

(5)データマネジメント(DM)業務 単価(円)

　DM 計画書・手順書 作成 50,000 × 1 式

　DM システム構築 700,000 × 1 式

　データセンター運営 100,000 × 1 カ月

　データ入力 60,000 ×例(n)

　データクリーニング 40,000 ×例(n)

(6)統計解析業務 単価(円)

　解析計画書 作成 100,000 × 1 回

　解析報告書 800,000 × 1 回(解析を含む)

(7)研究発表支援 単価(円)

　今回該当せず

(8)監査 単価(円)

(9)今回該当せず

　今後は，疾病等報告管理対応費用，重大な逸脱管理対応費用，COI 資料取り纏め費用といったものも計上する必要性があるそうです。ARO や CRO と相談しながら進めるとよいでしょう。

予算を上手に使うために対象患者数を客観的に把握する

　予算を獲得できれば，それで OK なのではなく，社会に役立つように使う必要があります。ここでは，よくある失敗例を挙げます。同じような目に遭わないように注意してください。

臨床研究では，症例エントリーのプレッシャーというのがあります。研究が終了近くになると，早くエントリーしなきゃと焦り，自分の都合のよいように拡大解釈して，「エントリー特急走行」が始まります。しかし，それでは適格性の判断がグレーであり，後で困ることになります。また研究開始が出遅れた場合，研究開始時には研究費が打ち切りになってしまう場合もあります。イキイキ語れるのが基礎研究まで，というのは研究者にありがちです。努力すれば何とかなるだろうと見通していたのですが，研究開始から1年経っても1例しか組み入れがありません。そもそも基準に該当する患者が，ほとんどいないことがあります。スケジュールが厳し過ぎ，患者が同意してくれません。

　一方，研究費獲得のため計画を盛り過ぎてしまい，目標達成できないことがあります。実現不可能，テンコ盛りで処理できず，まったく未着手のプロジェクトにもかかわらず，キツキツなスケジュールを組んでおり，半年で希少疾患40例を組み入れるという無謀な挑戦になりかねません。実患者数を，独りよがりせず客観的かつ事前に把握しておく必要があります。

🔲 手弁当研究者のモデルプラン

　お金のかからない臨床研究も存在し，フルスペックではなく，作業工程の一部のプロセスだけ外注するスタンスです。そのためには，必要な全工程をイメージでき，一部を切り取れる経験値が必要です。骨格となるのがプロトコルであり，プロトコルが悪いと，外注されたCROの効率が悪くなり，プロトコルにも口を出さざるを得ず，結局は予算がかさみます。手術の全工程を理解していないと，術者の椅子に座れないのと同じで，全工程を理解すれば，研究工程を部分的に着手し，役割分担が可能となります。

研究環境の整備

　どんなに予算をもらってPMDAと連携できても，研究を完遂しないと社会に届けることはできません。完遂するため最も大事なことが研究環境です。研究環境とは，診療科レベルではなく，施設の環境です。2020年の時点では研

究環境の 1 つに臨床研究中核病院がありますが，リソースとして 100 名規模の ARO 職員，医師主導治験の実績，施設内外に向けた啓発活動や教育指導体制の強化など，臨床研究中核病院の担う役割は重大です。

　開発を目指すには，予算とともに，工程の足場(土台)が大事です。例えば，完遂するためには，効率の良い計画的なリクルートが重要です。事前の根回しで打診し患者をスタンバイしておくことは，やり過ぎるとフライングですので要注意です。「不正をしても構わないからとにかくいい結果を出そう」と思っている研究者はいないと思いますが，1 人だけで進めていると，工程がブラックボックスになり，誰にもわからないから，これくらいはよいでしょうと何らかのアクションが入る可能性は，どの研究者にもありえます。組み入れが進まず焦るとろくなことはありません。そこで，どうなっても焦らないよう，組み入れが進まない可能性も考慮し，研究期間は余裕を持って長めに計画しておくべきです。組み入れ可能な数を見通し，少なく見積もるのもコツです。

　PMDA や ARO が重要な役回りである一方，PMDA は規制側，管理側かつブレーキ役，ジャッジ役，ARO は相談相手かつ支援部署，指導部署というだけのスタンスではもの足りない時代です。PMDA や ARO にも研究目線で，プレイヤーであるかのような建設的に考えていく創造性が求められます。もしかしたら，PMDA や ARO から派生する団体の役目なのかもしれません。これからの研究環境を作るのも，臨床医のミッションなのです。PMDA や ARO の立ち位置をアップデートできるのは，現場の我々の声と力です。掟を守りながら，患者，社会，次世代の人類のために PMDA や ARO に対し働きかけることができる臨床医を目指しましょう。

コツ 組み入れが進まない可能性を視野に入れ，研究期間は長めに計画しておく！

🔖 新時代は始まっている

　最後に，これからの臨床研究の在り方について考えたいと思います。医療は病院だけで実施するものではありません。テクノロジーの進歩によって患者の社会活動性を広げる福祉サービスも医療の一環です。障害者を支援する医療機

器の開発も研究です。医療もしくは臨床研究に携わる者としては,「治療の終了」までが医療ではなく, さまざまな疾患で不自由な生活を送る患者が, 少しでも自由になるための「手助け」をするのも医療の一環です。

多くの企業が社会貢献活動しているので, ごく一部ですが紹介します。「ドナルド・マクドナルド・ハウス」は, 病気と闘う子供とその家族のための滞在施設です。入院する子供と家族のための「我が家」として, 世界的に(日本にも)小児に対する医療を行う病院に隣接して設置されています。

フランスの化粧品メーカーであるロクシタン社は, 同社の失明予防事業の一環として「日本眼科医会ビジョンバン活動」に寄付しています[2)]。このバン(屋根付き自動車)は, 東日本大震災後から「移動眼科診療所」として被災地の患者診療活動を行っています。

ARO協議会　コラム

臨床研究に関わる規制がますます厳しくなる最近は, 他施設との情報共有が大事です。Q&A サイトを見たり, 書籍を読んだり, 研究会で少し話したり, 互いにメールを共有したり, しかし筆者にとって最も有意義な場は, 何といってもARO協議会の薬事専門家連絡会でした。

PMDA時代の同僚が多いだけではなく, 臨床研究中核病院のほとんどが参加するクローズドな会です。たまたま進行係の役回りにもなり, 情報交換の場面として大いに役立ちました。オープンには言えないことも, コッソリと情報交換できました。オールジャパンの会議体でありながら, どこの施設でも皆同じ課題があり, スタッフには悩みがあり, 誰もが困っているということがよくわかりました。

規制の変化に, 環境がまったく追いつかないのです。環境整備には資金と時間が必要であるものの, 何よりも, 本部や執行部の理解と, 現場の臨床医の協力がないと, 板挟みとなり, 研究者からは恨みを買うだけです。筆者はPMDAから大学に戻ったものの, PMDAとAROの業務はまったく異なるので, ARO協議会から学ぶしかありませんでした。PMDAに勤務していた医師が, 地方の大学病院に異動すると, 周囲の勘違いから全部を任され, すべてをこなせず心身を壊す例が少なくないと聞きます。AROの業務はPMDAスキルではこなせません。ある程度慣れるまで, 1年はかかりました。

本書の核となる内容は,PMDAというよりAROで経験したことといえます。

　臨床医や開発を目指す研究者として，関連する領域の「さまざまな支援」も知っておきたいものです。

　また，医薬品や医療機器の開発過程においても，患者の声を届けるために，臨床研究に患者

> **知識メモ**
>
> **産業を時代として捉える概念：**
> 現在は Society 5.0（AI を活用したスマート社会）。
> Society 1.0（狩猟社会），2.0（農耕社会），3.0（工業社会），4.0（情報社会）。

団体が関わる「患者参画」型は，すでに欧米では進んでいる方法です。インターネットで医療情報を入手できる時代であるため，患者団体から得る情報は，臨床医が知らない最新情報さえあります。2020 年は，日本政府が提唱する Society 5.0 社会の初期であり，患者・行政・企業・医療現場が，「正しい」情報を共有し，患者団体が臨床研究の促進に積極的に関われる環境整備が必要です[3]。

　本書を通して，不適切な研究に巻き込まれないような心構えができたなら，同じ志の団体と連動し，新時代の，現場の声が社会に届けられる時代を作っていきたいものです。読者の皆さんの研究の成功，活躍をお祈りします。

引用文献

1）　厚生労働省. 令和 2 年度厚生労働科学研究費補助金公募要項（1 次）《https://www.mhlw.go.jp/stf/newpage_08391.html》（2020 年 3 月閲覧）.
2）　淺井利通: 公衆衛生活動におけるビジョンバンクの役割: 日本の眼科 2019; 90: 1514.
3）　岩崎甫ほか: 平成 26, 27 年度「レギュラトリーサイエンス推進調査研究事業」研究報告「日本の医薬品開発における患者団体の関わりについて」: 医薬品医療機器レギュラトリーサイエンス 2016; 47: 342-57.

※実際には，倫理委員会ホームページのテンプレートを使用してください。

1) 研究実施計画書（プロトコル）

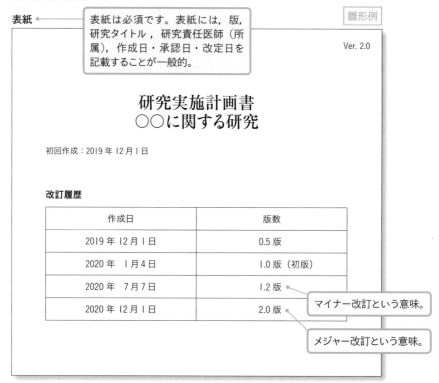

表紙

表紙は必須です。表紙には，版，研究タイトル，研究責任医師（所属），作成日・承認日・改定日を記載することが一般的。

雛形例

Ver. 2.0

研究実施計画書
○○に関する研究

初回作成：2019 年 12 月 1 日

改訂履歴

作成日	版数
2019 年 12 月 1 日	0.5 版
2020 年 1 月 4 日	1.0 版（初版）
2020 年 7 月 7 日	1.2 版
2020 年 12 月 1 日	2.0 版

マイナー改訂という意味。

メジャー改訂という意味。

表紙の裏

本実施計画書における略語および用語の定義

略号・略記	英語表記	日本語表記，説明など
CRF	case report form	症例報告書
FAS	full analysis set	最大の解析対象集団
PPS	per protocol set	研究実施計画書に適合した対象集団
QOL	quality of life	生活の質

目次は必須ですが，目次の項目や項立ての順番は，施設や委員会ごとに異なります。

目次

目次で該当しない項目は，該当するページに「該当なし」と記載するか（183ページ参照），削除して詰める。一般に，「該当なし」と記載するほうが間違いないでしょう。
多くの施設のホームページには，雛形様式として掲載され利用可能なので，それぞれの施設の様式を使用してください。

倫理委員会の委員が確認するため，表形式が一般的。

0. 臨床研究の要約：

研究課題名	○○○○に関する研究	
研究眼的	○○○	
研究デザイン	観察研究	
選択基準	1）○○	
	2）○○	

倫理委員会の委員には，法律や倫理，基礎研究の専門家，また一般の人も含まれるので，医療従事者ではない一般の人も理解できるようにイラストや図表を用いるとベターです。

1. 臨床研究の背景

2. 臨床研究の目的

研究で何を明らかにしたいのかをわかりやすく記載してください。盛り過ぎないことが重要。

3. 臨床研究の内容

1. デザイン

研究のデザイン　例）探索的 並行群間比較
ランダム化の有無　例）無
盲検の有無　例）無

専門知識がないと正しくは記載できませんので，施設内の生物統計家や治験事務局に相談して実施可能な方法を記載してください。

2. アウトライン

以下のようなフローのことです。

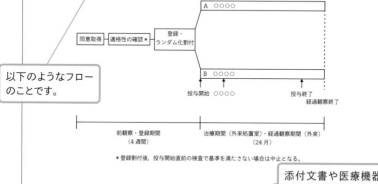

＊登録割付後，投与開始直前の検査で基準を満たさない場合は中止となる。

添付文書や医療機器の概要書を別添資料とします。

3. 使用する医薬品または医療機器

設定根拠は，生物統計家と
相談してください。

施設の薬剤部などに
確認してください。

4. 使用する医薬品または医療機器の管理方法

5. 目標症例数

　　目標被験者数　　○○例

登録先，割付因子などに関
して記載します。

6. 施設登録と症例登録

　　施設登録および症例登録は，○○における中央登録制とする。施設登録
　　および症例登録は以下の手順で行う。

4. 対象疾患の選択・除外基準
　　1. 選択基準

通常5〜6項目程度で，特に「年
齢の幅」，「本研究の参加にあたり
十分な説明を受けた後，十分な理
解の上，患者本人の自由意思によ
る文書同意が得られた患者」は，
いかなる研究でも記載すべき事項。
ちなみに，リクルート前は「患者」，
同意が得られリクルート後は「被験
者」となります。

　　2. 除外基準

5. 研究中止基準
　　中止基準

　　　1）参加辞退の申し出や同意の撤回があ〜
　　　2）登録後に，適格性が不十分と判明し〜
　　　3）疾患が完治し，加療の必要がなくなっ〜

通常10項目程度で，「本剤成分に
過敏症の既往がある患者」，「悪性
腫瘍に対し加療中の患者」，「妊娠
中または授乳中の患者」，「担当医
が本研究の対象として不適当と判断
した患者」など，患者について記
載することが多い。

中止後も検査や処置を
継続し，被験者に対し
可能なかぎり現状に回
復するまでフォローす
ることを記載します。

　　　併症増悪により，研究継続が困難に〜
　　　害事象により，研究継続が困難にな〜
　　　娠が判明した場合
　　　験全体が中止された場合
　　　究者が，中止することが適当と判断した場合

6. 介入方法
　　1. 症例登録

登録は，同意取得後，すみやか（業
務日換算で数日以内）に行います。
研究者は，研究開始前に，外部
CROや施設内のデータセンターに
登録，外部CROやデータセンター
は適格性についてダブルチェックを
します。

　　2. 使用方法

　　　A群：○○○○，B群：○○○○

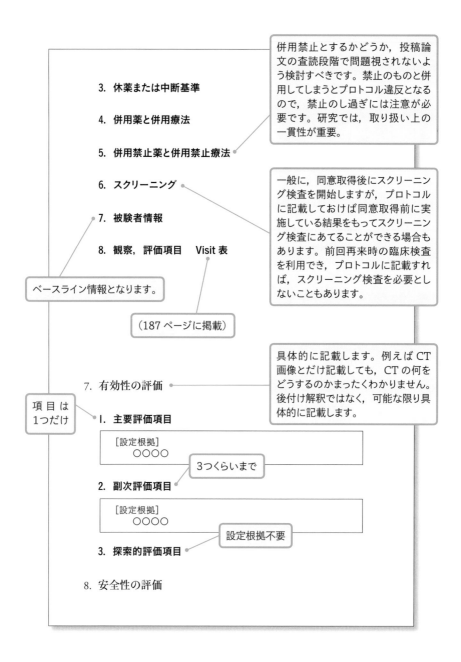

3. 休薬または中断基準

4. 併用薬と併用療法

5. 併用禁止薬と併用禁止療法

併用禁止とするかどうか，投稿論文の査読段階で問題視されないよう検討すべきです。禁止のものと併用してしまうとプロトコル違反となるので，禁止のし過ぎには注意が必要です。研究では，取り扱い上の一貫性が重要。

6. スクリーニング

7. 被験者情報

8. 観察，評価項目　Visit 表

一般に，同意取得後にスクリーニング検査を開始しますが，プロトコルに記載しておけば同意取得前に実施している結果をもってスクリーニング検査にあてることができる場合もあります。前回再来時の臨床検査を利用でき，プロトコルに記載すれば，スクリーニング検査を必要としないこともあります。

ベースライン情報となります。

（187 ページに掲載）

7. 有効性の評価

具体的に記載します。例えば CT 画像とだけ記載しても，CT の何をどうするのかまったくわかりません。後付け解釈ではなく，可能な限り具体的に記載します。

項目は1つだけ

1. 主要評価項目

　　［設定根拠］
　　　○○○○

3つくらいまで

2. 副次評価項目

　　［設定根拠］
　　　○○○○

設定根拠不要

3. 探索的評価項目

8. 安全性の評価

9. 統計解析
1. 解析対象集団
・最大の解析対象集団 full analysis set（FAS）
・試験実施計画書に適合した対象集団 per protocol set（PPS）
・安全性解析対象集団 safety analysis set（SAF）

2. 症例数設定根拠
【目標被験者数】
計 ○○例（1群 ○○例）
【設定根拠】
実施可能性を考慮し，目標被験者数は ○○例とする。
以前我々が行った自験例において，○○○○とした。

> 統計学的な根拠以外にも，例えば実施可能性やパイロット試験のためという根拠もあります。

3. 症例の取り扱い
原則として登録された症例について疑義が生じた場合は，研究分担医師，医学専門家，統計専門家が協議の上，症例の取り扱いを決定する。

4. データの取り扱い
データ集計・解析時におけるデータの取り扱いについては，以下に示す通りとする。疑義が生じた場合は，研究分担医師，医学専門家，および統計専門家が協議の上で決定する。

5. 解析計画
全ての有効性評価において，FAS における解析を主解析とする。また必要な場合には PPS における感度解析を実施する。安全性の評価には，SAF における解析を実施する。

> 統計チームが，別添の統計解析計画書（SAP）を作成するので，詳細は SAP に記載します。SAP は，一般には生物統計家が作成します。

6. 中間解析
該当なし（実施せず）。

10. 研究品質の管理と保証（モニタリングおよび監査）
1. 品質管理
本研究が，安全，かつ計画書に従って実施されているか，データが正確に集積されているかを確認する目的でモニタリングを行う。モニタリング従事者は，当該モニタリングの結果を研究責任者〔　〕ない。また，業務上知りえた情報を正当な理由なく〔　〕

> 中間解析は研究途中で結果が把握できるような場合で，すみやかに公開情報とすべき内容が含まれる場合に実施します。研究中に発表するために設けるものではありません。

> 必要に応じて監査するなどとある指針を踏まえ，監査することを記載します。

その業務に従事しなくなった後も同様とする。

2. 品質保証

本研究の品質保証のため，実施計画書および手順書を遵守して行われているか否かをモニタリング業務とは独立して評価する。研究代表者は，許可を受けた手順により監査を実施させる。監査従事者は当該監査の結果を研究責任者及び研究機関の長に報告しなければならない。また業務上知りえた情報を正当な理由なく漏らしてはならない。その業務に従事しなくなった後も同様とする。

3. データの登録と管理

（1）症例報告書 case report form（CRF）の提出
　　症例報告書はデータ登録部署（外部委託 CRO または施設内のデータセンター）に提出する。

> 一方，同意書は研究者本人が所属する医局のキャビネットなどに保管します。

（2）症例報告書からシステムへの入力
　　データ登録部署は，バリデーションが取れるデータシステムを用い，（多施設共同研究であれば各施設からの）全データを入力し，データセットの作成を行う。

（3）症例報告書の保管
　　症例報告書の原本は，データ登録部署に保管する。

> 治験では必須です。

（4）データ固定
　　症例の取り扱い検討会時に研究責任医師を中心に確認し，データ固定を行う。

（5）モニタリング
　　登録データは，内部モニタリング委員（または外部委託機関）によりモニタリングを行う。詳細はモニタリング計画書に定める。

11.原資料の閲覧

> 実態が最も大事である。記載した体制が本当に存在し，機能していることが必要。

12.倫理的配慮

> ヘルシンキ宣言以外の日本の法令や倫理指針について羅列しておくのではなく，関連するものについて具体的に記載します。

13.記録の取り扱いと保存

> これらの試料を将来の別研究で利用する，あるいは他の機関への提供の可能性があれば，その旨，また同意を受ける時点で想定される内容などについて記載します。

> 保険会社によっては前例がなく見積りを想定できないことがあり，保険の契約が困難な場合がありますが，研究承認に関しては倫理委員会が判断します。
> 被験者に対して，負担軽減費（研究協力費）を支払う場合には，その金額，回数，時期などを具体的に記載します。

14. 金銭の取り扱いと補償

今回行う疾患に対する検査と治療は通常診療範囲内であり，健康保険の範囲内で行われる。

健康被害への補償責任に備え，担当する医師は臨床研究保険（補償保険）または賠償責任保険に加入します。

15. 情報の公表

> 厚生労働省が整備したデータベース「jRCT」に登録する場合は，適宜，研究の進捗や結果を公開することを宣言します。登録しておかないと，論文投稿が受理されず，指針や法律に抵触することにもなります。
> なお，資金提供を受けた医薬品等製造販売業者等と，臨床研究の結果に関する公表内容および時期に関する取り決めがある場合はその内容も記載します。

> 実施期間は後観察期間が含まれるので，登録期間より長いものです。

16. 実施期間

研究実施期間 : 2020 年 4 月 1 日 — 2021 年 9 月末
事例登録期間 : 2020 年 4 月 1 日 — 2021 年 3 月末

> 一般に jRCT では実施計画の公表日が開始日となります。

17. 実施体制

1. **研究代表者**
   ●●●●大学　医学部附属病院　●●●●科　教授　○○○（代表）
   住所
2. **研究分担者**
   ●●●●大学　医学部附属病院　内科・准教授　●●●●
   住所
   ●●●●大学　医学部附属病院
   施設代表者　教授　●●●●
   　　住所
3. **研究調整委員**
   ●●●●大学　医学部附属病院　研究センター　副センター長

> 実態がない組織体制を記載してはならず，載せる本人の同意を得て掲載してください。

○○○○
住所

4. **研究調整窓口**

  ●●●●大学　医学部附属病院　内科医局　○○○
  住所
  電話, FAX, E-mail

5. **研究相談窓口**

  平日の日中（9 時から 17 時），ただし，夜間と休日は○○○
  ●●●●大学　医学部附属病院　代表連絡先　（内線）

6. **事例登録・データマネジメント**

  株式会社　●●●●　○○○○
  　　住所・電話

7. **モニタリング**

  株式会社　●●●●　○○○○
  　　住所・電話

8. **統計解析責任者**

  ●●●●大学　医学部附属病院　臨床研究センター　データ管理部
  生物統計室　○△○子
  住所・電話

9. **独立データモニタリング委員会**

  ●●●●大学　医学部附属病院　外科・講師　○○○○，耳鼻科・
  講師　○○○○

> 効果安全性評価委員会とも呼称されます。

18. 説明と同意

⋮

> 同意説明文書と齟齬がないように記載します。

24. 利益相反
25. 参考資料（文献リスト）

Visit 表

アローワンスといいます。

時期／項目	前観察期間 スクリーニング	評価期間 0週	2週	4週	6週	8週	10週	12週	中止時
来院治療	来院1〜2	来院3	来院4	来院5	来院6	来院7	来院8	来院9	
許容範囲（日）	0〜28日	0	±4	±4	±4	±4	±4	±4	±7
同意取得	●								
登録		●							
患者背景の確認	●								
○○刺激治療		●	●	●	●	●	●		
自他覚症状	●	●	●	●	●	●	●	●	●
血圧	●	○	○	○	○	○	○	○	○
臨床検査（採血）	●								
HbAlc	●	●	●	●	●		●	●	
腹部エコー検査	●	●					●	●	
○○検査	●						●	●	
○○検査	●				●		●	●	
○○検査	●				●		●	●	
妊娠検査（該当者のみ）	●								○
有害事象の観察†									

●＝必須，○＝必要に応じて，許容範囲＝来院（visit）が前後に何日ずれても問題がないかを規定している，† 有害事象＝副作用など好ましくないすべての事象のことで因果関係を問わない

表の理解を深めるために注釈を記載します。

2）同意説明文書（ICF）

整理番号：○○○○○○○
Ver. No. ○（○○年○月○日作成）

患者の皆様へ

臨床研究：
「○○○の△△△を対象とした□□□研究」
についてのご説明

診療科名を記載。

○○大学病院○○科
研究責任者：職名○○，氏名：日本
研究分担者：職名○○，氏名：東京

診療科が複数にわたる場
合，診療科名を記載。

○○科
　　　：職名○○，氏名：岡山 次郎
　　　：職名○○，氏名：千葉 雪子

同意説明文書（ICF）は，施設ごとに，項立てとその順が異なります。実際には，所属する施設の雛形や，申請する倫理委員会の雛形などを利用し，なるべく大きなフォントで，行間も空けて作成してください。

これは決まりの文句。臨床の延長でなく，あくまで研究であること，参加者から得られた情報を，研究のために使うという同意を得るのです。

1. はじめに

臨床研究とは

今回参加をお願いする臨床研究は，実際の診療に携わる医師が医学的必要性や重要性を鑑みて立案・計画して行うものです。この臨床研究により新しい治療法を確立することは，大学病院等の使命ですが，患者さんの御協力なしには，成し遂げることができないものです。新薬等の安全性や有用性を調査して，厚生労働省の承認を得るためのいわゆる「治験」ではありません。

従来の治療法とその問題点，今回用いる医薬品 or 医療機器 or 医療技術 or 再生医療等製品が，何らかの疾患に対して日本で承認されているのか，承認されているなら，本邦の臨床で実際どの程度用いられているかなどについて記載します。

代諾者の同意が必要な研究の場合は以下のように記載します。

2. 本研究の背景（あなたの病気について）

例）「なお，この研究では未成年の（又はご自身で十分な理解の上同意をしていただくことが難しい）患者さんを対象に含めることとさせていただきました。その場合は，ご家族など代諾者の方にもご説明し同意を頂くこととなりますので，ご理解ご協力をお願いします。」

「代諾者」とは，被験者になる患者が未成年者だけでなく，意識がない，手が使えないなどの状況にある場合，代わりにサインする者で，一般には家族です。

3. 研究の目的

プラセボを使用する際はプラセボについて詳しく説明します。

よく耳にする「アセント」とは，被験者になる患者が未成年で保護者の同意が必要であっても，年齢的に本人も理解可能で，本人の意志を尊重するための行為のことです。

4. 研究の方法

プラセボとは見た目は薬と同じで有効成分を含まないモノで，クスリの効果を客観的に評価するためです。

……などと記載する。プラセボの存在は，研究に「参加したくない」ポイントとなるので，「2分の1の確率でプラセボを半年間飲み続ける」などと「当てはまるかも知れないこと」を最初に念押しすべきです。ただし，プラセボでも，倫理的問題がないことについては十分説明することが大切です（ただし，手遅れになる疾患や，すでに治療方法がある疾患では，プラセボを置くことは倫理的に問題）。

5. 予定参加期間

それぞれの患者さんにご参加いただく期間は，前観察
期間 2 週間，試験薬投与期間 8 週間，後観察期間
4 週間の計 14 週間となります。

> 具体的に記載します。プロトコ
> ルや説明同意書では「日」,「週」
> で記載しますが，12 週といっ
> ても，イメージがわからないので
> 口頭の説明では 3 カ月と言い
> 直すべきです。

6. 本研究への予定参加人数について

> 施設数，全症例数，お
> よび当院での症例数を
> 記載します。

7. 本剤（本医療機器）および治療の予想される効果と起こるかもしれない不利益

（例 1）「また，この研究に参加された場合，一般診療
の治療に比べ，来院回数，病院の滞在時間，検査回
数や採血回数が増える可能性があります。」
（例 2）「患者さんがこの研究に参加することによる直
接の利益はありません。この研究は将来の医学の発
展のために行われるものであることを，ご理解くださ
い。」

> 利益（効果など）につ
> いて，大袈裟で過剰な
> 表現は禁物です。
> 不利益（副作用など）
> について，「安全性は
> 問題ない）というよう
> な露骨で無責任な記載
> は言語道断であり，不
> 安を煽らない範囲で，
> 予想されることは記載
> すべきです。患者にわ
> かりやすいよう，副作
> 用にはルビ（読み方）
> をふります。
> 例：食指不振

8. この試験に参加しない場合の，他の治療方法について

> 研究で用いる治療法を使用しない場合の，他の
> 治療法について代表的なものを例示する。予測
> される効果と副作用について具体的に記載し，
> 患者が他の選択肢として比較検討できるようにす
> る配慮こそ，自由意思による同意取得では肝心
> です。他に何も治療法はないのか，治療法はあ
> るもののエビデンスがないのか，ガイドラインに
> 記載されているのかどうかについて記載します。

9. 参加中に，あなたの健康に被害が生じた場合について

(例1)「この臨床研究は，科学的に計画され慎重に行われますが，この研究への参加中にいつもと違う症状または身体の不調がありましたら，すぐに担当医師にお知らせください。ただちに適切な処置および治療を行います。その際，検査や治療などが必要となった場合の費用は，通常の診療と同様に，あなたにお支払いいただくこととなります。また，この研究では厚生労働省の「人を対象とする医学系研究に関する倫理指針」に従って，一定水準を超える健康被害に対して補償を行います。詳しくは別紙の「補償の概要」をご覧ください。」

(例2)「この臨床研究は，科学的に計画され慎重に行われますが，この研究への参加中にいつもと違う症状または身体の不調がありましたら，すぐに担当医師にお知らせください。ただちに適切な処置および治療を行います。この場合の治療も，通常の診療と同様にあなたの健康保険を用いて行います。また，この研究では発生した健康被害に対して，医療費，医療手当または補償金などの特別な補償はありません。この点を十分にご理解いただき，研究への参加をご判断ください。」

10. 研究参加は，患者さんの自由意思によるものです

この研究への参加はあなたの自由意思によるものです。研究に参加していただける場合は別紙「臨床研究同意書」に署名をお願いします。同意された場合でも，いつでも撤回することができます。その場合は担当の医師に口頭で伝え，別紙「同意撤回書」に署名してください。なお同意されなかったり，同意を撤

臨床研究の倫理指針に基づき，補償への対応が必要です。倫理指針と施設の規定に従い，適切な補償を準備してください。補償に関する保険での対応の場合には例1を，保険での対応を実施しない場合には例2（稀なケース）をもとに記載します。

非常に大切な「署名工程」があります。個室で，患者と家族，医師と看護師のチームで，時間をかけ，説明書に鉛筆などで追記しながら，質疑応答を経て，その場で，本人（あるいは代諾者や保護者）に，日付と氏名を記載してもらい，説明した医師スタッフも，その場で記載します。
次の再来までに家族と相談して自宅で記載して，再度来院してもらう工程は，治験ではない臨床研究では御法度ではありませんが，誰が記載したかが不明なので，受け取る際は注意して，いつ誰が記載したかを確認すべきです。

回されたりしても，それによって診療上不利になること
は一切ありません。

11. この研究に関係する情報は，適宜ご連絡します

参加の意思に影響を与えるような情報が得られた場
合にはすみやかに伝えます。

> 例えば，子孫に受け継がれる可能性のある遺伝的イベントに関する知見など研究中に得られた重要な情報は，全参加被験者にフィードバックするという宣誓です。

12. この治療を中止させていただく場合があります

参加登録後に参加基準を満たさないことが判明した
場合，原疾患が軽快し治療の必要がなくなった場合，
有害事象により治療継続が困難になった場合，研究
全体が中止された場合，そのほかの理由により，中止
が適当と判断した場合には中止させていただきます。
また，治療を中止した後も，担当医が必要と判断した
場合には，検査を受けていただく場合があります。

13. 参加の場合，カルテなどが研究中または研究終了後に調査されることがあります

患者さんの人権が守られながら，きちんと実施されて
いるのか確認するために，関係者があなたのカルテな
どの医療記録を見ることがあります。しかし，氏名を
匿名化するとともに漏洩のないよう管理することにより，
得られたデータで個人特定されることはありません。ま
た，他院を受診されている場合，研究に参加している
ことを他院の担当医にお知らせすることがあります。

14. 研究結果が公表される場合でも，あなたの身元が明らかになることはありません

（例1）「カルテから抽出したデータ等の管理は研究独自のコード番号等で行い，あなたの名前などの情報が第三者にはわからないように十分配慮いたします。」

（例2）「この研究で得られた成績は，医学雑誌や学会などで公表しますが，あなたの名前や個人情報は一切わからないようにしますので，プライバシーは守られます。」

（例3）目的外使用の禁止：「また，この研究で得られたデータが，本研究の目的以外に使用されることはありません。」

（例4）「この研究は，他の施設との共同研究です。したがって，あなたのデータを他の施設（○○研究センター：○○県○○市）に提供しますが，あなたの名前などの情報は記載せず，プライバシーに十分配慮して送付します。得られたデータはコード番号などで匿名化され，報告書等でその患者のものであると特定されることはありません。得られたデータは，医学雑誌などに公表されることがありますが，個人的情報は一切わからないようにしますのでプライバシーは守られます。得られたデータが，研究目的以外に使用されることはありません。」

15. 本研究に参加同意された場合は，次の点を守ってください
・他院に通院されている場合，その病院名と病名，使用しているお薬をお知らせください。

得られたデータが，報告書などでその患者のものであると特定されることがないことが肝心です。

実際に実施徹底します。

研究で得られたデータを，別の目的で使用することはタブーです。前回の研究の延長線上である，包括的な研究データであるなどと，勝手な判断は危険です。

外部の機関に試料・データを送付する場合，記載します。

・薬局等で購入して使用しているお薬がある場合はお知らせください。
・他科・他院を受診する場合は可能な限り事前に研究担当医師に相談してください。
・予定の日に必ず受診してください。

・研究に参加すれば診療費免除という先入観がある患者も存在します。一方、診療費が免除される場合には、それ相応の負担、リスクや拘束時間があるものです。参加するしないの判断に費用負担は大きな要素となります。

16. あなたの費用負担について

（例1）「この研究に必要な費用は，通常の保険診療内で行われ，研究に参加することであなたの負担が増えることはありません。」

（例2）「この研究は健康保険で認められた医療行為ではないので，参加される場合に要する費用は原則として自己負担（約○万円程度）となります。」

（例3）「研究のため特別に用いられる試験薬や検査がある場合は，それらが研究費などから支払われ，あなたの負担が増えることはありません。」

17. この試験に参加中の負担を減らすための費用（負担軽減費）について

（例1）「この研究によって病気のかかりやすさが明らかとなり，その診断や治療が必要となる可能性があります。この場合，一般診療に要する費用のうち自己負担分については，あなたに負担していただくことになります。また，研究に参加していただいても，謝礼や交通費などの支給がないことをご了承ください。」

（例2）「また，この研究に参加していただくと，1回の来院につき謝礼として○千円が支給されます。」

謝礼は QUO カードなどのプリペイドカードの場合もあります。渡す際は受取受領書にサインしてもらいます。

18. 知的財産と利益相反について

（例1）「この研究から成果が得られ，知的財産権などが生じる可能性がありますが，その権利は○○大学病院○○科に帰属します。研究対象者には帰属しません。」

（例2）「この研究から特許権等が発生する可能性はなく，研究によって得られる経済的利益はありません。」

19. この試験の実施体制

この研究は以下の体制で行います。
①単施設の場合
【研究責任者】所属・氏名
【研究分担者】所属・氏名
②多施設の場合
2-1）研究者名
【研究責任者】所属・氏名
【研究分担者】所属・氏名
2-2）共同研究機関の名称及び共同研究機関の研究責任者の氏名
【研究代表者】所属・氏名
【共同研究機関の名称及び共同研究機関の研究責任者】実施施設名・研究責任者名
2-3）研究代表者
2-4）研究事務局
2-5）○○○○○

> 単施設で実施する場合は，研究者の氏名および職名を記載します。

> 他の研究機関と共同して研究を実施する場合は，共同研究機関の名称および共同研究機関の研究責任者の氏名も記載します。

> データセンターなどがあれば記載します。

20. この研究について知りたいことや，心配なことがありましたら，相談窓口に遠慮なくご相談ください。

相談窓口：
・診療日の日中（連絡先・内線・担当）
・休診日の日中（連絡先・内線・担当）
・夜間（連絡先・内線・担当）

多施設共同研究では，患者が通院している施設に窓口が必要です。主導している施設の窓口に連絡する必要がある場合もありますが，まず通院施設の窓口があることが必須です。

21. 研究倫理審査委員会について

（例1）「この臨床研究については本学の臨床研究審査専門委員会の審議にもとづく病院長及び研究科長の許可を得ています。この研究に参加するかどうかはあなたの自由意思で決めてください。参加されなくてもあなたが不利益を被ることは一切ありません。」

いまだに，担当医に言われると断り難い環境であることが少なくないので，「参加したほうが良い」オーラを出さないのが真の研究者です。

＊臨床研究審査専門委員会

審査委員会の種類	○○大学医療系部局に設置された臨床研究審査専門委員会
設置者の名称	○○大学病院長，○○大学大学院研究科長
所在地	○○県○○市
調査・審議の内容	研究実施計画の科学的・倫理的側面からの審査，
	研究実施又は継続時の審査

（例2）「この研究を実施することの適否などについては，以上の臨床研究審査専門委員会により調査・審議が実施されています。」
この臨床研究審査専門委員会の手順書,委員の名簿,委員会の審議概要などはホームページ（URL:http://www.○○○）において一般に公開しており，自由に閲覧することができます。

ネットでは手軽に情報が入ります。ホームページのアドレスも適宜アップデートしておかないと，齟齬が生じる場合もあります。

次ページに，同意サインする3枚綴りの1枚を掲載します。一般には医師（カルテ），AROの事務局控え，患者控えの順の3枚です。

同意文書

1.　はじめに
2.　この研究の背景
3.　この研究の目的
4.　この研究の方法
5.　この研究の予定参加期間
6.　この研究への予定参加人数について
7.　この治療の予想される効果と起こるかもしれない不利益
8.　この治療を行わない場合の他の治療方法について
9.　この研究中に，あなたの健康に被害が生じた場合について
10.　この研究への参加は，患者さんの自由意思によるものです
11.　この治療に関する情報は，随時ご連絡します
12.　この治療を中止させていただく場合があります
13.　あなたのカルテなどが研究中あるいは研究終了後に調査されることがあります
14.　この研究結果が公表される場合でも，身元が明らかになることはありません
15.　この研究への参加に同意された場合は，次の点を守ってください
16.　あなたの費用負担について
17.　この研究に参加中の負担を軽減するための費用（負担軽減費）について
18.　知的財産権と利益相反について
19.　この試験の研究代表医師
20.　相談窓口について
21.　臨床研究審査委員会について

[患者さんの署名欄]
私はこの研究に参加するにあたり上記事項について十分な説明を受け，同意説明文書を受け取り，内容等を十分理解いたしましたので，本研究に参加することに同意します。
同意日：　　　　年　　月　　日
患者氏名：　　　　　　　　　　（自署）

[代諾者の署名欄]（必要な場合のみ）

私は〇〇さんが，この研究に参加するにあたり上記事項について十分な説明を受け，同意説明文書を受け取り，内容等を十分理解しましたので，本研究に参加することに同意します。

同意日：　　　　年　　月　　日

代諾者氏名：　　　　　　　　　　（自署）

本人との続柄：

[医師の署名欄]

私は，上記患者さんに，この臨床研究について十分に説明いたしました。

説明日：　　　　年　　月　　日

　所属：.

　氏名：　　　　　　　　　（自署）

同席したスタッフ名も記載することを推奨。

3）モニタリング計画書

モニタリング計画書

ここでは項目のみ記載しています。

1	目的と適用範囲	
2	モニタリング業務の実施	
2.1	モニタリング業務区分	
2.1.1	担当者と担当部署	
2.2	モニタリング確認項目	
2.2.1	参加施設	
2.2.2	重篤な有害事象発現時等の対応（安全性確保の方法）	
2.2.3	プロトコル逸脱時等の対応（データの信頼性確保の方法）	
2.2.4	データ入力者	
2.2.5	症例数	
2.2.6	試験デザイン	
2.2.7	被験者の適格性・同意	
2.2.8	服薬基準	
2.2.9	中止・減量基準	
2.2.10	症例報告書	
2.2.11	医薬品・医療機器の承認状況	
2.2.12	被験者背景	
2.2.13	資料保管	
2.2.14	jRCT 登録	
3	モニタリング報告書	
4	チェックリスト様式	

4）症例登録票

難形例

FAX 送信先 ： 株式会社＿＿＿＿＿＿御中

○○○○研究

症 例 登 録 票

記入年月日 20　　年　　　月　　　日

医療機関名			
診療科名		担当医師名	
識別コード		取得日	年 月 日
生年月	西暦　年　月	性別	□ 男　□ 女
問い合せ先	FAX：	TEL：	

選択基準	はい	いいえ
1.	□	□
2.	□	□
3.	□	□
4.	□	□

除外基準	はい	いいえ
1. ○○×○	□	□
2. 研究内容と手続きを理解不能な者	□	□
3. 他の研究に参加中の者	□	□
4. 通院困難な者	□	□
5. 研究責任者が，不適格と判断した患者	□	□

【CRO使用欄】 受領；　年　月　日 備考	担当	適格性	
		適格	不適格
		適格	不適格

5-1）　症例報告書（CRF）　表紙と患者背景

試験課題名：

症　例　報　告　書
〈治療開始前　ベースライン〉

被験者識別コード	
割付群	□₁ 治療群　　　　□₂ 対照群
施設名	
診療科名	
報告書作成日	（西暦）　　　　　　年　　　月　　　日
報告書作成者名	印
責任医師名	印

作成日　第○版　20　　年　　　月　　　日

患者背景

評価日	(西暦) 20　　年	月	日
生年月	(西暦)　　年	月　（　　歳）	
性　別	□₁. 男　　□₂. 女		
身　長	．　　cm　（小数点第 1 位まで）		
体　重	．　　kg　（小数点第 1 位まで）		
診断年月日	(西暦)　　年	月	日
臨床診断名			

> 研究では一般に月までとします。

既往症

	□₀なし　□₁あり		□₀なし　□₁あり
	□₀なし　□₁あり		□₀なし　□₁あり
	□₀なし　□₁あり		□₀なし　□₁あり

既往症　その他　□₀. なし　□₁. あり（以下に記入）

疾患名	詳　細

臨床所見

観察日	(西暦) 20　　年	月	日
血圧 （座位／臥位）	／		mmHg
脈　拍			bpm
体　重	．　　kg　（小数点第 1 位まで）		
自他覚症状	□₀. 無　　□₁. 有（下記に詳細を記入）		

臨床検査 （治療開始前評価）

検査日（西暦）　　　　年　　　　月　　　　日　※来院日と異なる場合に記入

WBC	$\times 10^3$/μL	GOT	U/L	Na	mmol/L
RBC	$\times 10^6$/μL	GPT	U/L	K	mmol/L

······ 以下, 省略

5-2）　症例報告書（CRF）　表紙

雛形例

試験課題名：

症　例　報　告　書
〈治療開始　X 週〉

被験者識別コード	
割付群	□₁ 治療群　　　□₂ 対照群
施設名	
診療科名	
報告書作成日	（西暦）20　　　年　　　月　　　日
報告書作成者名	印
責任医師名	印

作成日　第○版　20　　年　　　月　　　日

6）施設登録依頼書

施設登録依頼書

○○大学医学部附属病院　○○部長　殿

実施医療機関
住　所：
医療機関名：
試験責任医師
所属・職名：
氏　名：

印

下記試験の施設登録を依頼します。

記

試験課題名		
試験期間	審査委員会承認後　　　〜　　　年　月　日	
予定症例数	症例	
承認状況	□：○大 審査委員会利用 □：自施設 審査委員会利用 □：その他	承認日 西暦　　　　年　　　月　　　日
施設登録完了 通知書送付先	FAX：（　　　　　）　　−	
登録担当者	所属：　　　　　　　　　　　氏名：	
担当者連絡先	TEL：（　　　　　）　　−	
添付資料	□：審査結果通知書　□：委員会名簿 □：委員会出席リスト　□：試験参加リスト	

知っておきたい臨床研究の必須用語

ADME 薬物が体内に入ってから出ていくまでの流れ，すなわち，absorption（吸収），distribution（分布），metabolism（代謝），excretion（排泄）のこと。「アドメ」と読む。

AMED （Japan Agency for Medical Research and Development） 国立研究開発法人日本医療研究開発機構

ARO （academic research organization） アカデミア（大学や研究所）の研究支援部署

BOCF （baseline observation carried forward） 欠測データをベースライン値で補完する手法

ClinicalTrials.gov 国際的な臨床研究登録サイトであり，検索も可能

COI （conflict of interest） 利益相反

CONSORT （Consolidated Standards of Reporting Trials）フロー 2群比較試験の症例取り扱いフロー

CRB （certified review board） 認定臨床研究審査委員会

CRC （clinical research coordinator） 治験コーディネーター。臨床研究を支援するスタッフ

CRF （clinical research form） 症例報告書（207ページも参照）

CRO （contract research organization） 治験を主とした研究全般の実施機関

CSR （clinical study report） 臨床研究終了時の総括報告書

CTCAE （common terminology criteria for adverse events） 有害事象共通用語規準

DCF （data clarification form） クエリのための照会フォーム

DM （data management, data manager） データマネジメント（データ管理）。データマネジメントをする人はデータマネジャー

EBM （evidence based medicine） 根拠に基づく医療

FAS （full analysis set） 最大の解析対象集団

FDA （Food and Drug Administration） 米国食品医薬品局

FFP （fabrication, falsification, plagiarism） 捏造，改ざん，盗用の頭文字

FIH （first-in-human） 人に初めて実施する（投与する，使用する）研究

FPI （first patient in） 組み入れ第一号

FTE （full-time equivalent） フルタイム当量，組織や業務の人員の規模を表す単位

GCP （good clinical practice） 医薬品の臨床試験の実施に関する基準

ICF （informed consent form） 同意説明文書

ICH （International Council for Harmonisation of Technical Requirements for Pharmaceuticals for Human Use） 医薬品規制調和国際会議

ICH-GCP 臨床研究に関する国際ルール

ICMJE （International Committee of Medical Journal Editors） 医学雑誌編集者国際委員会

IIT （investigator-initiated clinical trial） 医師主導臨床研究

IMDRF （International Medical Device Regulators Forum） 国際医療機器規制当局フォーラム

IND （investigational new drug） 米国の臨床試験申請資料のこと。

IRB （Institutional Review Board） 施設ごとの臨床研究倫理審査委員会

ITT（intent-to-treat） 意図された治療に対する解析方法の1つ。

jRCT 認定臨床研究審査委員会（CRB）扱い試験の登録先

LOCF（last observation carried forward） 最後に観測された値で補完する手法

MedDRA（Medical Dictionary for Regulatory Activities） 英医学用語集の和訳版。「メドラ」と読む。

OC（observed cases） 欠測データは欠測のまま実際に得られている観測値だけで解析する手法

OJT（on-the-job training） 仕事を通して研修するスタイル

P 開発の相（phase フェーズ）の頭文字であるPで，PI，PII，PIII，PIVがある。

PDCA（plan, do, check, act） 計画，実施，チェック（評価），アクション（改善）のフィードバック体制

PECO（patient, exposure, comparison, outcome） 研究仮説の骨格。どんな対象に，どのような因子や曝露があると，何と比較して，どうなる

Pharmacovigilance（PV） ファーマコビジランス，医薬品安全性監視

PICO（patient, intervention, comparison, outcome） 研究仮説の骨格。どんな対象に，どのような介入（治療など）をすると，何と比較して，どうなる

PL（project leader） プロジェクトリーダー。PL は，チームを率いて，計画通り進める実行責任者（プロ野球の監督）。定義に温度差があり，アカデミアではリソースが足りないので，PM も PL も一緒である場合が少なくない。

PM（project management, project manager） プロジェクトマネジメントのこと。プロジェクトマネジメントをする人はプロジェクトマネジャー。PM は管理マネジメントとして，計画立案や課題解決などの全体構想が役割（プロ野球のオーナーみたいなもの）

PMDA（Pharmaceuticals and Medical Devices Agency） 医薬品医療機器総合機構

PMS（post marketing surveillance） 市販後調査

POC（proof of concept） 概念実証。次に進む手応えの根拠となるデータ。「ピーオーシー」または「ポック」と読む。

PPS（per protocol set） 研究実施計画書に適合した対象集団，プロトコル遵守のみのデータ

precision medicine 遺伝子情報などの個人差を考慮して，治療を行うという新しい医療の考え方。ある患者には効果があっても，他の患者には効果がない場合を前提に考える。

QA（quality assurance） 品質保証，監査のこと。

QC（quality control） 品質管理，モニタリングのこと。

QMS（quality management system） 品質管理システム

QOL（quality of life） 生活の質

RCT（randomized controlled trial） ランダム化（無作為化）比較試験

real world evidence（RWE）　何でも治験をするのではなく，適応拡大などでは実臨床における成果を利用するという考え方。エビデンスに対し，データは real world data（RWD）という。

RS（regulatory science）　レギュラトリーサイエンス（209 ページも参照）

SAE（severe adverse event）　重篤な有害事象

SAP（statistics analysis plan）　統計解析計画書

SDV（source document verification）　施設を訪問し実際にデータを確認する実施調査

SMO（site management organization）　治験を主とした実施医療施設のサポート機関

SOP（standard operating procedures）　標準業務手順書（208 ページも参照）

TR（translational research）　橋渡し研究

UMIN（University hospital Medical Information Network）　本邦の臨床研究登録サイト

VAS（visual analogue scale）　疼痛や感覚のスコアの一種

逸脱　研究に参加しても，事前の決め事から外れるとデータから除外されること。

監査 audit　業務や成果物が規準に基づいていることを保証することで，臨床研究ではモニタリング（作業工程のコントロール）に対して実施する場合が多い。QA（quality assurance）とも言う。

教育研修 e ラーニング　現在の国内公開 e ラーニングには ICRweb（国立がん研究センター），eAPRIN（一般財団法人公正研究推進協会），CREDITS（大学病院臨床試験アライアンス），CROCO（大阪大学医学部附属病院）の 4 つがある。

クエリ query（照会）　研究者に対し，計画書やデータを問い合わせすること。

サロゲート surrogate　真の結果につながる「代理の（替え玉に成り得る）」データのことであり，客観的データである「マーカー」や「画像の一部」が多い。

主要評価項目 primary endpoint　その研究で最も見たい評価項目。エンドポイントとも言う。がんに対する研究では，全生存期間（OS）や無増悪生存期間（PFS）の生存期間で，意義を問える（真のエンドポイント）ことが多い。

症例報告書 clinical research form（CRF）　臨床研究データの記載フォーム。カルテ内データと解析データを仲介するもので，事前に拾い集めるデータを項目立てておき，後出しジャンケン（都合良いデータだけ後から拾う）が出来ないようにしている。

ジョブディスクリプション job description　職務記述書。日本のアカデミアに多い「暗黙の了解」や「忖度世界」から脱却する「ベルトコンベヤー的な作業工程」を目指すため，あらかじめ，誰が何を実施するか決めておき，チーム全体で把握し，明文化しておく。

スタディーマネジャー（SM）　プロジェクトマネジャー（PM）と似ているが，PM は主に戦略支援であり，SM は調整実務者のこと。

セレンディピティ serendipity　思いがけずに発見する貴重な成果のこと。

治験　行政から承認を受けるために行う臨床研究で，企業治験と医師主導治験がある

が，企業治験のほうが多い。PMDAと相談し，PMDAに申請する。

パイロット試験 pilot test　手応えを得るためのトライアル的な初期の臨床研究

バリデーション・スタディ　妥当性を確認すること。新規性のあるもの（化合物から評価指標までさまざま）を，すでに確立しているものと比較することで，頑健性や使用方法を客観的に評価すること。

バリデート　ブレがないか再現性があるかの裏付け調査すること。

標準業務手順書 standard operating procedures（SOP）　品質保持のための作業手順指示書。データセンターのSOPだけでも，総論，業務計画書，支援業務，症例登録，データ入力，モニタリング，安全性情報などがある。

フィージビリティ試験 feasibility study　忍容性また実施可能性を試す試験。開発を進める前に，実施可能性（症例の存在，使い勝手など）を見る最初の臨床研究

副次評価項目 secondary endpoint　その研究で，2〜4番目の目的として見たいこと。最も優先度の高い項目がプライマリで，セカンダリとしては「真のエンドポイント」とは成りにくい「腫瘍のサイズ」などが該当する。つまり，真のエンドポイントは生存期間が延びないと意義がないが，がんが縮小していれば効果があると判断できる。

フレイル frailty　疲労による労力低下。介護や長寿の業界では馴染み深い概念で，年齢が進むにつれ疲れやすく，筋力が落ちて，全身的に衰えること。臨床研究の分野でも今後検討すべき概念

プロトコル protocol　研究実施計画書。プロトコールとも言う。

包括同意　手術で切除した腫瘍の一部検体を試料として保存し，将来何らかの研究に利用するといった臨床上の同意。手術の時点では，どんな研究に使用するか目的が定まっていないので，個人情報保護を徹底しつつ，保管しておくという同意。いざ研究に用いる際には目的が発生するので，その都度，倫理委員会における審査と承認が必要である。研究上の同意としてオプトアウトを用いることが多い。倫理委員会承認の使い回しは御法度で，包括同意を得ればその後の研究は自由に行えるというのは誤解である。

メディカルアフェアーズ　営業部や治験開発部とは異なり，研究者などと情報のやり取りを通し，営業と開発を橋渡しする部門。「メディカルサイエンスリエゾン」と呼ばれることもある。

モニタリング monitoring　研究が適正に行われているか，研究実施中に並行して調査すること。

薬機法　医薬品，医療機器等の品質，有効性及び安全性の確保等に関する法律

ライセンスアウト　特許を企業に譲渡すること。

ラショナーレ rationale　科学的根拠。よくわからないけれど効いている医薬品や医療機器を使用した療法ではなく，化合物の薬理作用，疾患の機序に対する刺激療法の科学的裏付け，ラットやマウスにおける仮説など，幾つかの情報で科

学的に説明できる効果のこと。

リポジショニング試験　別の使い道を探る研究。例えば，高血圧で承認されている既存の医薬品を糖尿病でも効果があるか検討すること。

臨床研究　人を対象とした研究すべての総称

臨床試験　前向き介入の臨床研究のこと。

レギュラトリーサイエンス regulatory science（RS）　将来的目線の評価で適正化し，社会調和するように届ける科学

レジリエンス resilience　ストレスに対する柔軟性，フレキシビリティ，復元力。医療安全の分野ではトレンドになっており，臨床研究や実臨床にも徐々に浸透してくると思われる概念

ログ　履歴のこと。例えば，「後ろ向き研究における連続性のログ」とあれば，後ろ向き研究として信頼性が高いといえる。

安全性に関する用語

因果関係　因果関係には，ある，否定できない，ない，の３つの方向性がある。臨床医だけで判断すべきではなく，添付文書を踏まえ，薬学や工学関係の専門家や，医療安全チームの意見も重要。症例ごとに個別判断する場合と，参加した全被験者を合計した総イベント数で判断すべき場合がある。

例：ある手術で合併症が起こったならば，周術期医薬品，術中医療機器の関係が考えにくい合併症だったとしても，年間手術 200 件で合併症が 30 名に起こっているのなら，全国平均の 1 ％に比較すると異常に多く，施設か手術チームに何らかの「問題」があると考えられる。

施設間差　有効性の結果と比較すると，有害事象の報告頻度は，施設間で大きく異なる。情報収集体制ががっちり取れていれば多くなり，配慮がなされなければ「ゼロ」になる。

例：5 施設参加する多施設共同研究で，A 施設の組み入れ数は 20 例で安全性情報が 0 件，B 施設の組み入れ数は 5 例で安全性情報が 4 件，C 施設の組み入れは 1 例で安全性情報が 10 件ということもありうる。この状況から見えてくるのは，A 施設の研究体制の怪しさ，C 施設の実臨床での問題がある可能性

重篤な有害事象　死に至るもの，生命を脅かすもの，入院または入院期間の延長が必要になるもの，長期的または重大な障害／無能力に至るもの，ならびに先天奇形／異常を来たすもの。

不具合　設定した通りに動作しない，使用中に破損，体内で故障するなどをさす。医薬品と異なり医療機器の場合には，「医療機器そのもの」においても故障などのリスクがある。「もの」に対して生じるため，「人」に対して生じるものとは分けて，「不具合」という。なお，不具合が生じた際はすぐに製造元に

連絡して実物を送るのではなく，PMDA に「不具合報告」を提出する。不具合が生じた機器の調査を依頼する際，医療事故に該当する場合の「証拠」となるので，機器を安易に院外に持ち出さない。

副作用　有害事象のうち，医薬品を用いた研究で，因果関係を否定できない場合は副作用。既知の副作用と未知の副作用がある。有害事象は副作用と異なり，研究期間中に起こったイベントすべてであり，因果関係の有無を問わない。因果関係は研究者だけで独自に判断してはいけない。副作用は臨床では side effect，臨床研究では adverse drug reaction（ADR）と呼ばれる。医薬品であれば一般に，効果があるほど副作用が多く出現する。

例：運が悪くまるで事故のように転倒した場合でも，実は医薬品によってめまいが生じた，または傾眠傾向になったのかもしれない。自殺や暴力も同様で，投与薬物で精神症状を起こしたかもしれない。局所の点眼薬や軟膏剤であっても安全性に問題がないと決めつけない。

有害事象　因果関係は問わず，adverse event（AE）と呼ばれる。有害事象の報告がない場合は運営体制が疑わしいものといえる。

索引

欧文

A

academic research
organization（ARO）　62,
78,86,94,117,176
ACReSS　141
ADME　11
agenda　53
ALCOA　109
AMED　160,171
AP　53

B

baseline　10
baseline characteristics
（BLC）　38
baseline observation carried
forward（BOCF）　102

C

certified review board（CRB）
72
clinical study report（CSR）
148
ClinicalTrials.gov　6,61
conflict of interest（COI）
80
CONSORT フロー　97
contract research organi-
zation（CRO）　86
corrective action and pre-
ventive action（CAPA）　109
CRB 審査　73
CRC　24,41
CRF　51,111,113,115
CTCAE　120

D・E

development　156

DM　140

EBM 普及推進事業　20
eCRF　112
e-Rad　171
e ラーニング　85

F

fabrication　130
falsification　130
FFP　130
first-in-human（FIH）　8
full set analysis（FAS）　101

G・I

good clinical practice（GCP）
105,171
── 信頼性調査　110,153

ICH　21
ICH ガイドライン　21
ICMJE　82,144
INDICE　141
informed consent form（ICF）
93,94
institutional review board
（IRB）　72
intent-to-treat（ITT）解析
101
International Medical
Device Regulators Forum
（IMDRF）　21
investigator-initiated trial
（IIT）　25

J

JapicCTI　7
JMA CCT　7
jRCT　7,74,76,79,139

L・M・N

last observation carried
forward（LOCF）　101

MedDRA　120
medical writing（MW）　149
Minds　20

narrative data　49
numerical　17

O

observed cases（OC）　101
off-site モニタリング　108
on-site モニタリング　108
opt in　92
opt out　92

P

PDCA サイクル　122
PECO　45
per protocol set（PPS）　101
phase（P）　8
PICO　44
plagiarism　130
PMDA　20,58,163,169
── 相談　163,166
post marketing surveillance
（PMS）　9,121
preliminary data　49
primary endpoint　48
proof of concept（POC）
87,161,162
protocol　30
P 系研究　4,13
p 値　51

Q

quality assurance（QA）　63,
109

著者紹介

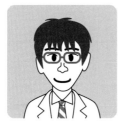

菅原岳史(すがわら たけし)
千葉大学医学部附属病院准教授

東京都生まれ。小学5年から岩手県民。1989年岩手医科大学医学部卒業。同大学医学部眼科助手を経て，1996年より米国ミシガン大学 Kellogg Eye Center 研究員。留学中には，NIH の National Eye Institute 長官だった網膜色素変性の権威 Paul Sieving 先生に丸2年仕え，ボーダレス感覚を叩き込まれる。2011年震災直後，第2の故郷である三陸沿岸で，被災者に宿る復興魂に心を打たれる。2012年，近藤達也先生率いる PMDA の扉を叩いたものの，治験のことをなにも知らず，多くのスタッフから2年半の間，厳しく指導される。やっと業務に慣れた頃，千葉大学病院長になった山本修一先生に戻され，臨床研究規制強化の数年間，中核として調査される ARO で濁流にもまれながら，臨床医が知らない「文系力」の大切さを知る。調査する側・される側の双方を経験し，臨床現場と PMDA や ARO は全く違う「文化」であると理解する。現在，臨床研究環境活動家として双方の架け橋を目指す。好きなのはサッカー日本代表と，天体，海，猫，赤ワイン

編集協力者

許斐健二(このみ けんじ)　慶應義塾大学病院特任准教授
東京都生まれ。1994年慶應義塾大学医学部卒業。2013年より厚生労働省，2015年より PMDA に勤務。2019年より現職。臨床研究活動としては再生医療等に関する支援を主に行う。趣味は旅行，動植物観察

櫻井　淳(さくらい じゅん)
岡山大学病院新医療研究開発センター企画運営部部長／准教授
岡山県生まれ。2002年鳥取大学医学部卒業。2010年岡山大学大学院医歯薬学総合研究科(病態制御科学専攻)修了。医学博士。"世のため人のための仕事が自分の仕事"をモットーとする。趣味はプラネタリウム，水族館と博物館めぐり

絶対失敗しない！　臨床研究実践ナビ
臨床研究法時代のトラブル防止法を教えます

定価：本体 3,000 円＋税

2020 年 5 月 27 日発行　第 1 版第 1 刷 ©

著　者　菅原 岳史

発行者　株式会社 メディカル・サイエンス・インターナショナル
　　　　代表取締役　金子 浩平
　　　　東京都文京区本郷 1-28-36
　　　　郵便番号 113-0033　電話 (03) 5804-6050

印刷：双文社印刷／ブックデザイン：加藤愛子(オフィスキントン)／イラスト：黒田泰司

ISBN 978-4-8157-0195-6　C3047